ライト
時計への脅威

坪田一男
Tsubota Kazuo

a pilot of wisdom

はじめに

光と生命、三八億年のドラマ

ブルーライトという「光」について考えると、僕の思考はおのずと、三八億年前から続く生命と太陽の不思議な関係や、あらゆる生命の遺伝子に刻まれた「生き延びるためのシステム」へと向かっていく。

太陽の光エネルギーがなければ、生命の誕生や進化はありえなかっただろうし、今、ここに僕たちが存在することもなかったに違いない。そんな太陽と生命の物語の中で、ブルーライトはとても重要な役割を果たしてきたからだ。

地球上に生命が誕生したのは、約三八億年前。気の遠くなるような年月のように思えるが、太陽の光は、それよりもさらに八億年前、地球が誕生した四六億年前からずっと地球上に降り注がれてきた。そして、地球上のほとんどの生命は、この太陽の光をエネルギー源として誕生し、生命活動を維持してきた。

たとえば、二五億年前に大繁殖したと言われるシアノバクテリアは、太陽の光エネルギーを使って光合成し、大気中の二酸化炭素から炭素を取り出して、あらゆる生物のエネルギー源となる炭水化物（糖）を作り出した。

炭水化物があれば、窒素と結びつけてタンパク質を作ることもできるし、タンパク質の酵素があれば脂質だって合成できる。こうして、僕たちも含めて生物が代謝し、生命を維持するために欠かせない三大栄養素が作られたというわけだ。

シアノバクテリアは、光合成の副産物として酸素も排出した。それまで窒素に次いで大気中に多く含まれていた二酸化炭素にかわって酸素が増えていくと、酸素呼吸をする生物が登場。大気の上層には、地球に降り注ぐ有害な紫外線の傘となる「オゾン層」も作られた。

そのおかげで、生物は深海でなくとも安全に暮らせるようになり、海の生物が続々と陸に上がり始め、やがて両生類や爬虫《はちゅう》類、僕たちの祖先である哺乳《ほにゅう》類も誕生した。

もちろん、生命三八億年の道のりは決して楽なものだったわけではない。生物の大半が絶滅するような「大絶滅期」が何度も訪れている。

たとえば、酸素と同時に「酸化ストレス」の害も急激に広がった二五億年前には、酸素を嫌う原始的な生物が絶滅した（大酸化イベント）。二億五〇〇〇万年前のペルム紀末期には、地球史上最大の火山噴火と気候変動によって、生物種のなんと九〇～九五％が絶滅。ほかにも、氷河期や隕石《いんせき》の衝突など、数え上げたらキリがないほどの災害や天変地異に見舞われ、そのたびに多くの生物が絶滅していった。

だが、どんなに地球環境が変わっても、三八億年間決して変わらなかったものが、たったひとつだけある。

それは、地球の「自転」による光の明暗のリズムだ。

火山が爆発しようと、巨大な隕石が落ちてこようと、太陽だけは朝がくれば必ず昇り、一日の半分は光エネルギーを降り注いでくれた。たとえ、地球が粉塵《ふんじん》や分厚い雲に包まれて地表に太陽光線が届かない長い冬がやってきても、そのリズムが崩れたことは一度としてない。時が経《た》てば必ず、明るい光が戻ってきたのだ。

そこで、地球に生きる生物はみな、太陽の光を最大限に活《い》かして生き延びるため、太陽が昇っては沈む一日ほぼ二四時間の周期に合わせて時を刻む「体内時計」を身につけた。

というより、体内時計を持つ生物だけが厳しい時代も生き延びることができ、体内時計を持てなかった生物は環境の変化についていけず、淘汰《とうた》されていった。一二時間毎《ごと》に昼と夜が繰り返される環境こそ、生物が生命を維持する上で重要な普遍的環境だったのだ。

実際、生物の種類によって若干の差はあるものの、植物も、昆虫も、鳥や魚、僕たち人類も含めた哺乳類も、ほぼ一日二四時間周期の体内リズム＝サーカディアンリズムを刻む体内時計を持っていることがわかっている。

つまり、体内時計は種の壁を越えて遺伝子の中に受け継がれてきた、「生き延びるためのシステム」なのだ。

目は「見る」ためだけのもの？

では、体内時計はどこにあるのだろう？

僕たち人間の場合、それはちょうど目の奥のあたり、脳の視床下部にある「視交《しこう》叉上《さじょう》核《かく》」というところに存在することがわかってきた。

そして、目の網膜で朝の「強く明るい光」をキャッチすると、その信号が視交叉上核に伝わって、眠りを誘うホルモン＝メラトニンの分泌が抑えられて覚醒し、夕方になって暗くなってくると、メラトニンの分泌が活発になって眠くなってくる。体温や心拍、血圧や血糖値など、ヒトが健康に生きるために必要なあらゆる生理機能も、「覚醒と睡眠」のリズムに同調しながら、規則正しいリズムで変化している。

もうおわかりだろうか。この体内時計を刺激する「強く明るい光」こそ、太陽の光に含まれる青い光＝ブルーライトなのである。

ブルーライトというと、パソコンやスマホ（スマートフォン）から放たれる、「目にダメージを与える光」「危険な光」だと思っている人も多いかもしれないが、ブルーライトは決して「悪者」などではない。太陽が昇っている間に、しっかりブルーライトを浴びなければ、僕たちはサーカディアンリズムを正常に保って健康を維持することができない。

特に、朝はしっかりとブルーライトを浴びることが大切だ。時差ボケを解消するには「朝の光を浴びるといい」と言われるのも、ブルーライトを浴びることで乱れた体内時計がリセットされるからというわけだ。

では、失明してしまった人は、正常なサーカディアンリズムを保てないのだろうか？

実は、最近の研究で、僕たちの目の網膜には、光の色や形を「見る」ための二種類の視細胞のほかに、特にブルーライトに強く反応し、サーカディアンリズムを司《つかさど》っている「第三の視細胞」が存在することがわかってきた。

とても興味深いことに、この「第三の視細胞」は「モノを見る」ことはできないが、ブルーライトを感じることができる。そのため、たとえ失明してしまった人でも、眼球さえ残っていればブルーライトを感知してサーカディアンリズムを保つことができる。

つまり、僕たちの目は、カメラとしてただ単に「モノを見る」ためだけに存在しているわけではない。サーカディアンリズムを維持して健康を保つ時計の役割も果たしているのである。

ブルーライト・ハザード

ところが、「夜も明るい生活」が当たり前になった現代に生きる僕たちは、「夜になれば、暗くなる」というごく当たり前のことすら忘れて暮らしている。

さらに、ブルーライトを多く含むＬＥＤ照明や、ＬＥＤをバックライトに採用した液晶ディスプレイ（以下、ＬＥＤ液晶ディスプレイ）のパソコンやスマホ、タブレット端末などの爆発的な普及が、「朝のように明るい光のシグナル」を夜も浴びるという、生命三八億年の歴史上初の環境を作り出そうとしている。

その結果、おそらく遺伝子も予想していなかった二つのハザード（危機）が問題視されるようになってきた。

ひとつは、サーカディアンリズムの乱れによる健康被害だ。

サーカディアンリズムの乱れは、睡眠障害やうつ状態はもちろん、肥満や糖尿病、高血圧といったメタボリックシンドロームやがんのリスクを高め、必要以上にエイジング（老化）を進めてしまう原因にもなりかねない。

実際、夜も明るい環境で過ごしたマウスは、わずか一週間ほどで体重が増加し始め、八週間後には糖尿病一歩手前の状態になってしまった、という研究報告もある。

また、看護師や国際線の乗務員など、夜間勤務が多くサーカディアンリズムが乱れやすい職場で働く女性は、乳がんのリスクが大幅に高くなるという報告も続々と登場している（五一頁参照）。

さらに、夜寝る前にパソコンやスマホなどを使用すると、メラトニンの分泌が抑制され、肥満のリスクが高まることも報告されている。

深夜まで明るい環境で過ごすことも、夜寝る前にベッドでメールチェックをすることも、今や決して珍しいことではない。だが、長い目で見れば、がんや肥満のリスクを高める原因になると認識している人は、まだそれほど多くないのではないだろうか。

もうひとつ懸念されるブルーライト・ハザードは、目への影響だろう。

現代社会では、自然光の中のブルーライトに長時間さらされることと、LED液晶ディスプレイを長時間見つめ続けることによる目へのダメージが懸念される。

紫外線が目にダメージを与える光であることは、あなたもよくご存じだろう。ブルーライトは、太陽光に含まれる光の中でも、紫外線にもっとも近い光で、目で見ることができる光＝可視光線の中では、もっとも波長が短く、強いエネルギーを持っている。そのため、目に対する影響も、紫外線にもっとも近い。

もちろん、LED照明やLED液晶ディスプレイから放たれるブルーライトの量は、太陽光に含まれるブルーライトの量に比べれば、はるかに微弱だ。しかし、光によるダメージは、「量×時間」に比例するため、たとえ少ない量でも長時間浴びることによるダメージは決して軽視できない。また、ディスプレイを見つめているときは、網膜の中心にある黄斑《おうはん》部に焦点が定まっているため、加齢黄斑変性などの眼病のリスクが高まる可能性もある。

より高度な視覚情報社会へと進む流れの中で、そうでなくとも、人類はいまだかつてないほど目を酷使しながら暮らしている。特に、スマホやタブレット端末の「爆発的」とも言える普及は、視覚情報社会を一気に新しいステージに押し上げたと言っても過言ではないだろう。

今や、多くの人が仕事でも家庭でも、外出先や移動中でさえ、何らかのVDT（Visual Display Terminal＝パソコンなどのディスプレイ）を見つめて過ごしており、こうした傾向は、まだ十分に視覚が成熟していない小さな子供たちから高齢者にまで広がりつつある。

しかし、一〇〇歳以上の長寿者が五万人を軽く超え、「人生一〇〇年」と言われる超高齢社会で生きる僕たちは、目も八〇年、九〇年、いや、一〇〇年以上使い続けなければならない。高度な視覚情報社会に対応しつつ、一〇〇歳までも目の健康を守り、成熟した超高齢社会を実現するにはどうすればいいのか。これも、人類史上かつてない大きな課題のひとつと言えるだろう。

生命史上初の壮大な環境実験

誤解のないように声を大にして言いたいのだが、本書の真の目的は、決してブルーライトの危険性だけをみなさんに警告することではない。

なにしろ、ブルーライトが人体に与える影響についての検証・研究は、まだ始まったばかりだ。これほど長時間ブルーライトを見つめる暮らしは人類史上初のことなので、一〇年後、二〇年後、一〇〇年後、僕たちの心身にどのような影響を及ぼすのか、それはいくら現時点で最先端科学を結集しても予測や仮説の範疇《はんちゅう》を超えない。そういう意味では、僕たちはまさに人類史上初の、いや、生命史上初の「壮大な環境実験」の中で生きていると言っていいだろう。

最近では、ブルーライトと時計遺伝子や長寿遺伝子サーチュインとの関係性なども徐々に解明されつつあり、新たな病気の治療法やアンチエイジングへの応用も期待されている。

また、ＬＥＤは長寿命・省電力を実現することから、世界的なエネルギー問題の解消策のひとつとして注目されている。従来の白熱電球や蛍光灯からＬＥＤに切り替えていこうという流れは、今後ますます加速していくだろう。

そこで、今後は医学の分野だけでなく、エネルギー工学や電気工学、環境、照明など、さまざまな分野の専門家による学際的な検証・研究を進めながら、ブルーライトと上手に付き合っていく方法を探っていくべきだ。


僕たちの未来の健康は、今後僕たちがブルーライトとどう付き合っていくかで決まる。

ただ単に、ブルーライトを「ハザード」としてとらえるのではなく、正しい知識と情報を持ち、メリットとデメリットの両側面を理解した上で、賢くブルーライトと付き合っていこう。それはきっと、僕たち自身の未来だけでなく、これから生まれ育っていく次の世代の健康にもつながるはずだ。

僕は二〇一二年一月に、ブルーライトの人体への影響を科学的・医学的に検証することを目的に、ブルーライト研究会を発足させた。二〇一三年六月には、第一回国際ブルーライトシンポジウムも開催。このシンポジウムには、眼科だけでなく睡眠、クロノバイオロジー（時間生物学）の専門家など、さまざまな分野の高名な研究者が世界中から集まり、学際的な研究発表や討論の場として大いに盛り上がった。今後も、このような活動や研究を活発に行い、その結果を広く社会へ情報発信していきたいと考えている。

まずは、本書が一人でも多くの方のお役に立てるよう、心から願っている。

目次

端末から放たれるブルーライトの量／
日本人は世界一明るい照明が好き？／ＬＥＤの発光原理／
白は青がないと作れない！／ＬＥＤは本当に一〇年選手か？

第三章　ブルーライトと時計遺伝子

体内時計はなぜ二四時間周期なのか？／「第三の視細胞」の発見／
白内障の手術をすると若返る／歩くスピードが速いと長生きする？／
時計遺伝子の発見／時のリズムはタンパク質の合成と抑制で生まれる／
時計遺伝子は全身に存在する／
一三〇〇世代暗闇で暮らしても、体内時計は消えない⁉／白夜の国の工夫／
体内時計は温度に左右されない／腹時計は、きかん坊の子時計か？／
ブルーライトはアンチエイジングの鍵

第四章　ブルーライトと健康

明るさは豊かさの象徴か？／光で迷子になる生き物たち／コンビニの光は光害か、オアシスか？／ブルーライトで自殺者が減る!?／「毎日規則正しく」の本当の理由／生活リズムが乱れると糖尿病になる!?／夜遅く食べると太る理由／夜に光を浴びると、食べなくても太る？／豆電球も太る原因になる／骨がもろい若者が急増中!?／夜、眠っている子供に光をあててはいけない／中高年の不調とメラトニン／ブルーライトとがんの関係／ブルーライトがうつや認知症を防ぐ？／良質な睡眠でホルモン分泌も活発になる！／朝起きられないのは、遺伝的な問題か？／サーカディアンリズムは、すぐには改善されない？／病気になる時間帯がある／たった二回の採血で、体内時刻がわかる！

構成／メディプロデュース

第一章　ブルーライトはハザードか？

空はなぜ青いのか？

空はなぜ青いの？

あなたも子供の頃、親や学校の先生にこう質問したことがあるだろう。子供に聞かれたことがある人も多いと思うが、うまく答えられただろうか？

青空の青こそ、青い光＝ブルーライトの色だ。そのため、空が青い理由を知ることは、ブルーライトの性質を理解する上でとてもいい手がかりになる。そこでまず、空が青い理由をおさらいしておこう。

そもそも「光」とは、電波や放射線と同じ電磁波の一種だ。

では電磁波とは何かというと、質量のないエネルギーの波のようなもので、波長が長い順に、電波・赤外線・可視光線・紫外線・放射線（X線、γ《ガンマ》線など）がある。

この中で、ヒトが目で見ることができるのは可視光線だけで、それ以外の波長の波は、目に飛び込んできたとしても見ることはできない。つまり、僕たちがふだん「光」と呼んでいるのは、「目で見ることのできる電磁波」というわけだ。

さて、光にもさまざまな波長のものがあって、波長の長さが異なると色も異なって見える。無色透明に見える太陽の光にも、実際には虹《にじ》にあらわれるような赤・橙《だいだい》・黄・緑・青・藍《あい》・紫の光が混ざっていて、もっとも波長が長いのが赤、もっとも短いのが紫だ。

そしてここが肝心なのだが、波長が短ければ短いほど、光のエネルギーは強くなる。エネルギーが強いということは、何か障害物にぶつかったときの「衝撃」や「跳ね返り」も強いということだ。

そのため、太陽から放たれた光の中でも、青や紫といった波長の短い光ほど、大気中の水蒸気やチリなどの粒子にぶつかったときの衝撃も大きく、派手に跳ね返る。何回も何回も跳ね返り、やがて四方八方に散乱して空いっぱいに広がっていく。だから、空は青く見えるというわけだ。海の色が青いのも、同じ理由だ。

「それなら、なぜ、空は紫に見えないの？」という鋭い突っ込みが聞こえてきそうだが、紫色の光は、青色の光よりも波長が短いため、より散乱しやすく、地表まで届きにくい。そのため、虹もよく見てみると、紫色の光は限りなく紫に近い青色にしか見えないはずだ。

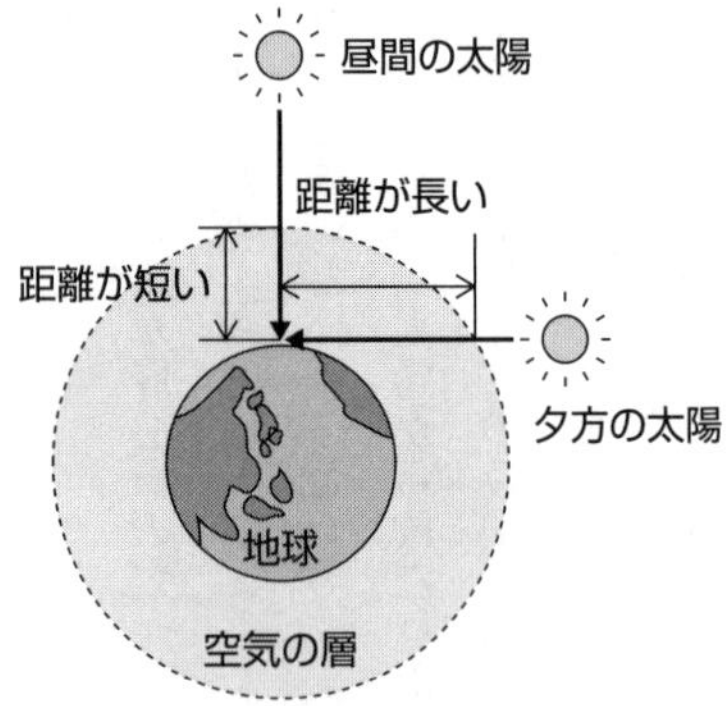

波長の短い青色光は、大気圏内の空気中で、チリなどにぶつかり散乱するため、昼の空は青く見えるが、夕方は距離が遠くなり地上まで到達しない。

図1　空が昼間は青く、夕方は赤いのはなぜ？

また、冒頭でもお話ししたように、ヒトが目で見ることができる電磁波は、可視光線だけだ。可視光線の波長はおよそ四〇〇～八〇〇nm（ナノメートル）で、その範囲外にある紫外線や赤外線は、僕たちの目には見えない。しかも、紫外線は紫色の光よりさらに波長が短いため、空のもっと上のほう、いわゆる「大気圏のオゾン層」でかなりの量が散乱・吸収されてしまい、地上に届くのは一部だけだ（厳密に言えば、紫外線は波長によってUV-A、UV-B、UV-Cの三種類に分けられ、Aはほとんどカットされず、Bは九〇%カット、Cはほぼ一〇〇%カット、

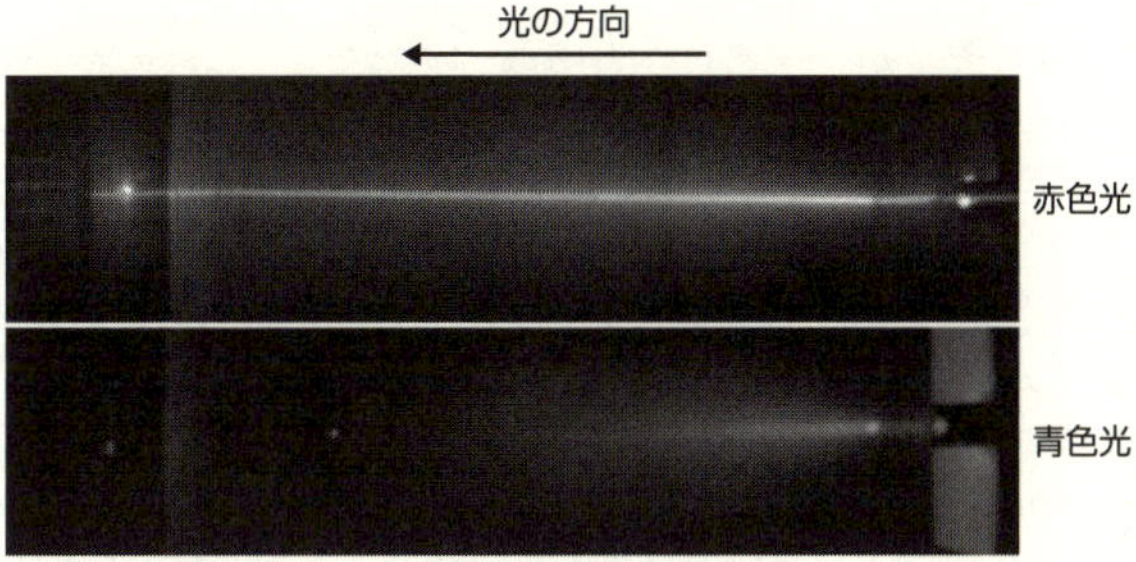

図2　青色光は赤色光より散乱しやすい

という具合にそれぞれ散乱・吸収される割合が変わってくる）。そのおかげで僕たちは紫外線の強烈なダメージから逃れて生きていけるのである。

ちなみに、夕空が赤く見えるのは、太陽が沈んで太陽光が斜めの角度から射すようになると、太陽光が大気の層を通過する距離が長くなり、青い光はすっかり散乱してしまうためである。その結果、残った赤い光だけが目立つようになり、夕焼け空は赤く見えるというわけだ。

網膜へのダメージ

さて、ブルーライトは青空の色や海の色というロマンチックなイメージもあるが、現代を生きる僕たちは、ブルーライトとの正しい付き合い方もしっかり学んでいかなければならない。

僕たちの目をカメラにたとえるなら、角膜はフィルター、水晶体はレンズ、網膜はフィルムだ。外界に散乱している光の量をフィルターで調整し、レンズで屈折させてピントを合わせた上で網膜に集めてひとつの像を結び、その情報を脳に伝えることで、僕たちは初めて「モノを見る」ことができる。

このとき、ブルーライトは、フィルターやレンズで吸収されずにストレートに網膜まで到達してしまう。「太陽の光を直接見てはいけない」と言われるのも、網膜、特に網膜の中心にあるモノを見るときに像が結ばれる黄斑部がダメージを受けてしまい、最悪の場合、失明してしまうこともあるからだ。

LED液晶ディスプレイから発せられるブルーライトは、太陽から発せられているブルーライトに比べればずっと微弱だから、一瞬でダメージを受けるということはまずない。しかし、ピントを合わせて長時間凝視し続けることによるダメージは、決してあなどれないだろう。また、目が受けるダメージの程度は「光の量×暴露した時間」や「光源と目の距離」、ピントを合わせているかどうかで決まるので、少量でも長い時間凝視していれば、最終的には太陽の光を直接見たときと同じような深刻なダメージに発展してしまいかねない。

よく、「LED以外の光源をバックライトにした液晶ディスプレイなら、大丈夫ですよね？」といった質問を受けるのだが、それは誤解だ。

たとえば、少し前まで主流だった蛍光灯の一種（CCFL〔Cold Cathode Fluorescent Lamp＝冷陰極蛍光ランプ〕）をバックライトに採用している液晶ディスプレイだって、LED液晶ディスプレイに比べれば少量ではあるが、ブルーライトを放っている（LED液晶ディスプレイとほぼ同等のブルーライトを放っているとする調査もある）。見つめる時間が長ければ長いほど網膜へのダメージも大きくなるわけだから、どんなディスプレイでも長時間見つめ続けていれば、「大丈夫」とは言えないだろうと僕は考えている。

実は、僕が教授を務める慶應義塾大学医学部眼科学教室では、二〇〇六年にブルーライト研究の先駆けとも言えるある実験を行っている。

これは、SOD（Superoxide Dismutase＝スーパーオキサイド・ディスムターゼ）という抗酸化酵素が働かないように遺伝子操作したマウス、つまり光による酸化ストレスに対して無防備になったマウス（SODノックアウトマウス）に蛍光灯の光をあてて、マウスの目の網膜へのダメージを調べるという実験だ。その結果、普通のマウスはほとんどダメージを受けなかったが、SODノックアウトマウスは、網膜に障害が起きた。

当時は、目に見える光＝可視光線が網膜にダメージを与えるとは考えられていなかったので、この研究は科学誌「米国科学アカデミー紀要（PNAS）」にも掲載され、高い評価を受けた。というより、実験を行った僕たち自身、蛍光灯から発せられる光が網膜に障害を与えるとわかり、とても驚いたものだ。

でも、それってSODノックアウトマウスの話でしょ？　などと安心してはいられない。SODは、日々さまざまな酸化ストレスにさらされている僕たちにとって欠かせない抗酸化酵素だが、四〇歳頃を境に体内でのSOD生産能力は徐々に低下していく。また、日本人の多くが慢性的な亜鉛不足だと言われているが、SODは亜鉛が足りないと働かない。網膜を守るサプリメントの多くに亜鉛が入っているのも、このためだ。

つまりこの実験結果は、高齢者はもちろん、外食やコンビニ弁当中心の食生活で栄養が偏っているような人が、夜遅くまで明るい光の中で起きていたり、長時間VDT作業をしていたらどうなるか、ということを示唆していると言えるだろう。

また最近では、SODノックアウトマウスではなく普通のマウスを使った実験も行った。この実験では、LED照明の下に、①紫外線をカットするケージ（飼育箱）、②紫外線とブルーライトをカットするケージ、③普通のケージの三つを置いて、それぞれのケージで飼育したマウスの目の網膜のダメージを調査した。

その結果、②の紫外線とブルーライトをカットするケージで飼育されたマウスが、もっとも目の網膜のダメージが少ないことがわかった。目の健康を維持するためには、紫外線だけでなくブルーライトをカットすることも重要である可能性が明らかになったというわけだ。

加齢黄斑変性のリスクが高まる⁉

「加齢黄斑変性」という眼病をご存じだろうか？

老化の大きな原因は酸化ストレスであることがわかっているが、加齢黄斑変性は、まさに加齢にともなって目の網膜の中心にある「黄斑部」が酸化・変性してしまう眼病だ。発症するとモノが歪《ゆが》んで見えたり、視野の中心部分が暗く欠けて見えるようになったりして、

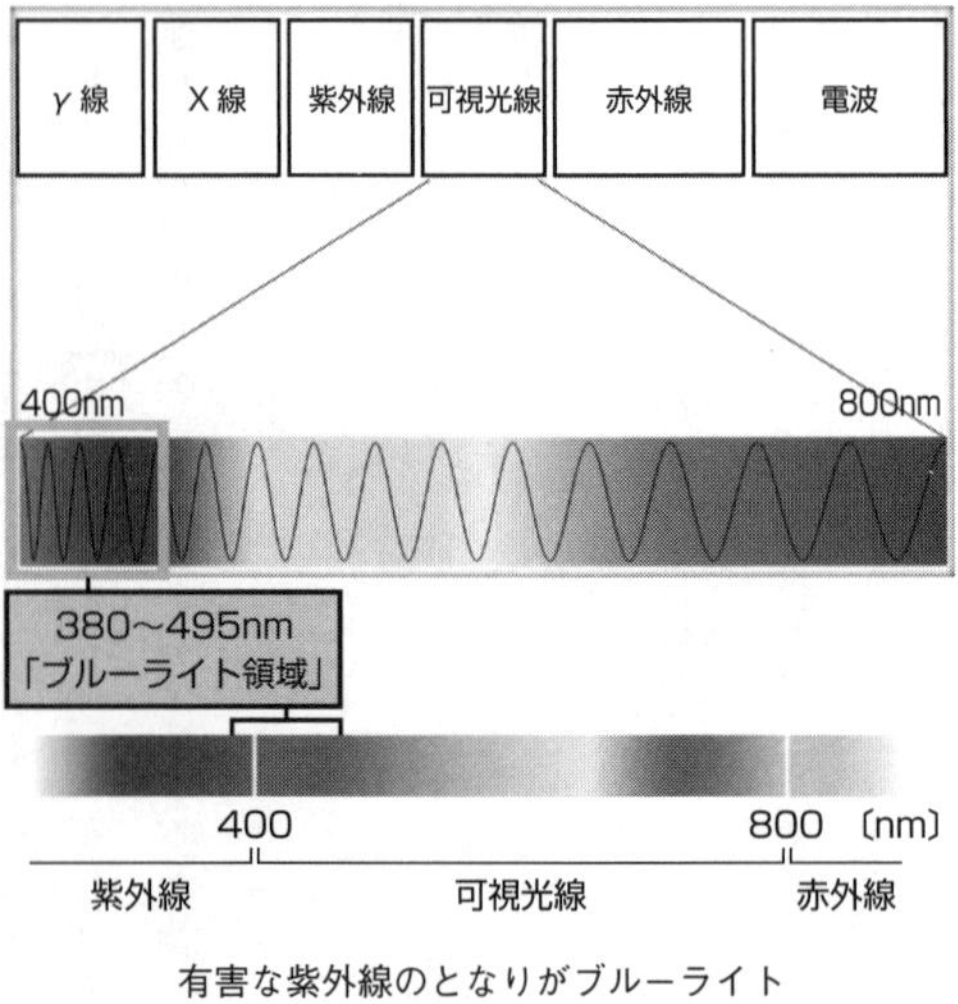

有害な紫外線のとなりがブルーライト

図3　ブルーライト領域

最終的には失明してしまう。

　米国では成人の失明原因の第一位。日本では第四位だが、ここ一〇年で患者数が二倍に増え、四〇代、五〇代で発症する人も増えていることから、近い将来、日本でも成人の失明原因の第一位になるのではないかと懸念されるようになってきた。

　患者数急増の原因として指摘されているのは、食の欧米化やストレスによる、酸化ストレスの増大だ。しかし、最近では、ブルーライトを多く含む液晶ディスプレイやＬＥＤ照明の普及も、加齢黄斑変性急増の大きな要因として注目されるようになってきた。

黄斑部は目の網膜の中でも「モノを見る」ための視神経が集中しているとてもデリケートな部分で、特に、「黄斑部」の中心にある「中心窩《ちゅうしんか》」と呼ばれる部分は、新聞や本を読んだり、文字を書いたりするときに働く非常に繊細な視機能を担っており、網膜の中でも光に対する感度がもっとも高い。そのため、ブルーライトのようなエネルギーの強い光の影響を受けやすいと言えるだろう。すでに、光暴露による酸化ストレスが加齢黄斑変性のリスクを高めるという論文は、数多く発表されている。

加齢黄斑変性は、たとえ失明には至らなくても、視野の中心部が見えづらくなってくると、日常生活にも支障をきたすようになり、「社会的失明」とも言える状態に陥ってしまう。

長時間VDT作業を行う人は、食事やサプリメントで抗酸化物質をしっかり摂《と》るとともに、ブルーライトをカットするフィルムや眼鏡を装着するなどして、十分な対策をすることが必要と言えるだろう。

眼精疲労の原因が変わりつつある!?

オリコンが二〇一一年に行った調査によれば、二〇代から五〇代のビジネスマンは、一日平均一一時間以上もパソコンやスマホなどの画面を見つめているそうだ。そして、九四%が、目がショボショボする、かすんで見える、目の奥がジーンと痛むといった目の疲れを感じると回答している。

だからといって、仕事を放《ほう》り出すわけにはいかないし、いつどんな情報が飛び込んでくるかもわからないから、メールチェックをしないわけにもいかない。その結果、目の疲れが慢性化・悪化して、頭痛や肩こりといった全身症状に悩む人も多いだろう。全身症状に関しては、年齢や体力、職場環境、ストレスなどによる影響も大きいため、「仕方ない」とあきらめている人も多いのではないだろうか。

長時間のパソコン作業による目や身体への影響が、「ＶＤＴ症候群」と呼ばれるようになったのは、一九八〇年代。その当初から眼科医として多くの方の目を診てきた僕としては、眼精疲労の主な原因は、「まばたきの減少による目の乾燥」ではないかと考えてきた。

通常、目の表面は涙のカーテンで覆われていて、目をうるおして乾燥を防いでいるほか、酸素や栄養を補給したり、雑菌やゴミ・ホコリなどの異物を洗い流したりして、目を保護している。また、涙の成分には抗酸化物質が含まれていて、紫外線やストレスなどによって発生するダメージ「酸化ストレス」からも目を守っている。

ところが、パソコンなどのディスプレイを凝視しているときはまばたきが減少しがちだ。その結果、涙の蒸発量が多くなると、涙のカーテンが失われて無防備な状態になり、傷つきやすくなる。しかも、目の表面には神経が集中しているため、ほんの小さな傷でも、敏感に「目がゴロゴロする」「ショボショボする」といった違和感を覚えやすくなる。しかも、目が乾くと酸化ストレスにも弱くなるため、炎症を起こして目が充血したり、目の奥がジーンとするような痛みや頭痛・肩こりなどの全身症状にもつながりやすい。

また、涙は目の表面をなめらかにして、よりクリアな視力を実現するのに貢献しているが、涙の供給がなくなると目の表面を覆っている涙のカーテンがデコボコになる。すると、モノがかすんで見えたり、一時的に視力が低下したりして、安定した視力を維持できなくなる。

実は、一般的な検診でわかる視力は、「瞬間的な視力」に過ぎない。僕たちは実際には持続的にモノを見ているわけで、本来は三〇秒とか一分間の平均視力＝「実用視力」こそが重要だ。まばたきが減少してくると、涙の蒸発量が増えて涙のカーテンを保つことができず、この「実用視力」が低下しやすくなる。ドライアイの患者さんの場合、涙液層が安定している時間＝「BUT（tear film Breakup Time＝涙液層破壊時間）」が非常に短いBUT短縮型ドライアイが増えていることがわかってきた。

もうひとつ、最近になってわかってきたことがある。まばたきが減少すると、涙の製造工場である涙腺がなんと「便秘状態」になってしまうのだ。

通常は、涙腺から栄養や油分を含む「分泌顆粒《かりゅう》」という涙成分と涙液が一緒に流れ出てくるのだが、運動不足だと便秘になりやすいのと同じで、まばたきが減少すると、涙液と一緒に流れ出るはずの「分泌顆粒」がたまって涙腺を詰まらせてしまう。どうやらこれがドライアイの発症や悪化の原因のひとつになっているようなのだ。

このように、たいていの眼精疲労は「まばたきの減少による目の乾き」で説明がつく。

ところが、最近は目の乾きを予防したり、うるおいを補給したりしても、なかなか軽減・

解消されないケースが非常に増えてきた。

ではどうすればいいのか？　と考え始めた頃、ちょうど急浮上してきたのがブルーライト・ハザードというキーワードだった。

明るい光は目の疲れを招く

ブルーライトは、目の網膜以外の部分にもさまざまな影響を及ぼす。たとえば、目の筋肉だ。

僕たちの身体には自らを守るための生体防御力が備わっているため、紫外線やブルーライトのような強いエネルギーの光が目に入ってくると、瞳孔《どうこう》をキュッと収縮させて目から入ってくる光の量を調節しようとする。ところが、長時間パソコン作業をしていると、瞳孔を収縮させる筋肉＝瞳孔括約筋も、さすがに疲れ果ててしまう。僕たちの目は夜になると瞳孔が開くため、夜にパソコン作業をしていると、なおさら瞳孔括約筋に負担をかけることになるだろう。

また、ブルーライトは紫外線に次いで波長が短い光のため、とても散乱しやすい。そのため、まぶしさやちらつきを感じやすく、ピントも合わせにくい。そこで、なんとかしてピントを合わせようとして、目のレンズである水晶体の厚さを調整する筋肉＝毛様体筋も酷使してしまうというわけだ。

先ほど、まばたきが減少すると実用視力が低下しやすくなるという話をしたが、実は、これもブルーライトによる光の散乱と非常に深い関係があることがわかってきた。チラチラと散乱する光に一生懸命にピントを合わせようとしてまばたきが減少し、涙の蒸発量が増えることで、実用視力が低下しやすくなるというわけだ。

実際、日本マイクロソフト社の社員約一二〇名の協力を得てブルーライトをカットする眼鏡を使用した場合と、使用していない場合とで目が感じる自覚症状の違いを比較した実験では、「モニターがギラギラ見える」「文字がにじんだり、二重に見えたりする」「外に出たときに光がまぶしい」「目が重たい」「目が乾燥する」「ピントが合わせづらい」「首や肩、腰、背中などが凝る」といった一四項目の症状のうち、ブルーライトカット眼鏡の非装着時は、一四項目中一二項目が悪化。ブルーライトカット眼鏡装着時には、一二項目が統計的有意に改善された。

こうした目の筋肉疲労は、近視や遠視、老眼などでピントが合わせづらくなっている人にも起こりやすいが、毎日長時間パソコン作業をする人は、実用視力が低下したり、ドライアイになったり、長い年月をかけて網膜がダメージを受けてしまう可能性もある。「単なる働きすぎ」「ゆっくり休養して目を休めればよくなる」と甘く見ず、しっかり休養をとるとともに、ブルーライトカット眼鏡なども活用することが大切だろう。

目がくらみやすい光

また、ブルーライトは「光を感知して脳に伝える仕組み」にも、大きな影響を与えることがわかってきた。

僕たちはよく「目で見る」という表現をするが、正確には、目で集めた光の情報を「脳で見ている」。このとき、光の情報を感知し、脳に信号を伝える役割を果たしているのが、網膜に存在するロドプシンという色素だ。

ロドプシンはオプシン（タンパク質の一種）という物質とレチナール（ビタミンAの一種）という物質でできていて、これが光の刺激を受けて分解されるときに生じる電気信号が脳に伝えられる。光の刺激を受けると、レチナールは一度形状を変えてオプシンと離れた後、元の形状に戻ってオプシンと再び結合しロドプシンになり、また光を受けて分解して……というように、効率よくリサイクルされていく。この仕組みを「ビジュアルサイクル」と呼ぶのだが、どうやら、ブルーライトは「ビジュアルサイクル」に悪影響を与えるようなのだ。

あなたも、暗闇《くらやみ》の中で突然明るい光を浴びて目がくらみ、何も見えなくなるという経験をしたことがあるだろう。これは、急に明るい光を浴びたせいで一気にロドプシンが分解されてしまうために起こる現象だ。

ロドプシンが減少すると光に対する感度が下がり、その結果まぶしさを感じなくなり、「見る」ことができるようになる。この現象は「明順応」と呼ばれている。

逆に、明るい野外から急に暗い室内に入ったときは、明るい場所で減少してしまったロドプシンが再び増加し、光に対する感度が上がる。その結果、最初は真っ暗で何も見えないが、だんだんうっすらと見えるようになってくる。これは「暗順応」と呼ばれている。

このように、僕たちの目は、明るいところでも暗いところでも視力を維持しようと頑張っているのだが、ブルーライトのような非常に明るい光を長時間浴びていると、ビジュアルサイクルが追いつかなくなってくる。すると、目のかすみや視力低下の原因になるだけでなく、網膜に不要な老廃物がたまり、炎症の原因になる。これも、網膜にダメージを与える加齢黄斑変性の原因のひとつだ。

最近では、網膜の桿体《かんたい》細胞の活動を抑制してビジュアルサイクルの速度を遅らせると、ブルーライトなどによる光から目の網膜へのダメージを防ぐことがわかってきた。さらに、不要な老廃物の蓄積を防ぐとドライ型加齢黄斑変性の進行が抑制されることが、眼疾患の治療法開発で知られるバイオテクノロジー企業・アキュセラの研究でも明らかになり、すでに、この点に注目した治療薬も開発されている。

このようにブルーライトは目のさまざまな働きに影響する。もともと、僕たちの目はブルーライトを長時間じっと見つめるようにはできていないため、ブルーライトは「モノを見るシステム」そのものを変化させ、目の網膜にダメージを与える可能性もある。今後さらに研究を進めていく必要があるだろう。

就寝前のメールチェックで、眠れなくなる？

あなたは、寝付きはいいほうだろうか？　毎日の睡眠に満足しているだろうか？

良質な睡眠は、健康の基本だ。しかし近年、「なかなか寝付けない」「眠りが浅く熟睡できない」といった睡眠障害を抱える人が急増している。

厚生労働省の調査（二〇〇七年度）では、国民の五人に一人が睡眠障害を抱えているという結果が出ているが、ここ数年で、もっと多くの人が何らかの睡眠障害を抱えているという報告も数多く発表されるようになってきた。

たとえば、二〇一一年に製薬会社のファイザーが成人男女四〇〇〇人を対象に行った「不眠に関する意識調査」では、「不眠症の疑いあり」あるいは「医師に相談したほうがよい」人は、なんと全体の四割を超えている。その原因として注目されているのが、夜眠る前にスマホやノートパソコン、タブレット端末などを使用する習慣だ。

米国ニューヨーク州のレンセラー工科大学の照明研究センターが二〇一二年に発表した論文によれば、就寝前に液晶画面を見続けていると、メラトニンの分泌量が大幅に減少す

ブルーライト（波長 460 nm）でメラトニン分泌は抑制され（左図）、オレンジ光（波長 555 nm）には影響されない（右図）

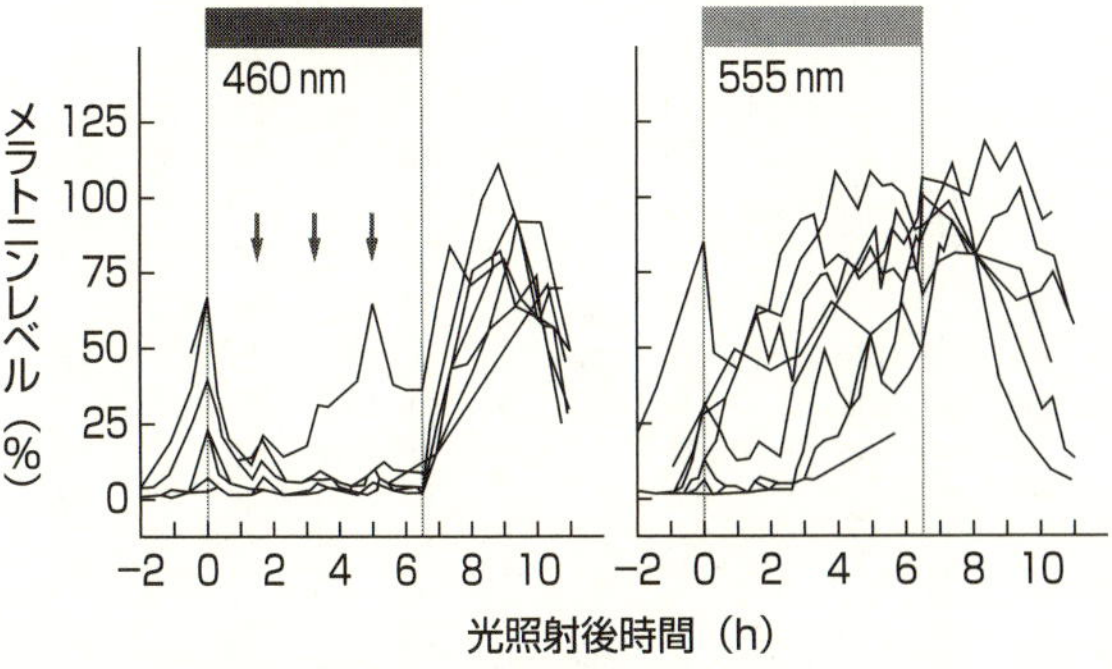

(Czeisler CA, Gooley JJ "Sleep and Circadian Rhythms in Humans" Cold Spring Harb Symp Quant Biol. 2007 より改編)

図4　光によるメラトニン分泌への影響

ることがわかっている。

メラトニンは、目の網膜から入る光の量によって分泌量が変化するホルモンで、朝明るい光を浴びると分泌が抑えられ、太陽が沈む夕方から夜にかけて活発に分泌される。そのおかげで、一日二四時間の体内リズム「サーカディアンリズム」が作られているのだ。

ところが、夜にブルーライトのような明るい光を見つめてしまうと、身体が「朝だ」「まだ昼間だ」と勘違いして、メラトニンの分泌量が抑えられてしまう。

同センターが行った臨床実験では、就寝前に六〇分間スマホやタブレット端末などでネットやゲームを行った被験者は、日光を六〇分間浴びたのと同じようにメラトニンの分泌が抑制され、使用時間が二時間を超えると、抑制されるメラトニンの数値が飛躍的に高まったそうだ。

また、英国エディンバラ睡眠センターの研究では、就寝一時間前のメールチェックは、エスプレッソコーヒー二杯分の覚醒作用があることもわかっている。

会社で長時間パソコン作業をし、疲れてヘトヘトになって帰宅しても、スマホやノートパソコン、タブレット端末などが手放せず、ベッドに入ってからもメールやネットをチェックする……というように、一日中何らかの液晶ディスプレイを見つめながら過ごしている人は、一日中コーヒーを飲み続け、就寝前にさらにエスプレッソをガブ飲みしているようなものと言えるだろう。

「就寝前の二時間は、パソコンもスマホも一切使用禁止」というのは無理でも、せめて就寝一時間前までにはメールチェックを終わらせておくとか、継続して使用する時間を短くするとか、ベッドに液晶ディスプレイは持ち込まないといった工夫をするようにしたい。

そして、夜はできるだけＬＥＤ照明を使わず、暗めの照明で過ごすようにしよう。

パソコンやスマホを本に持ち替えて読書タイムに切り替えたとしても、ベッドサイドの照明がLEDでは良質な睡眠は得られないだろう。

夜も明るい生活でメタボリックシンドロームになる?

それでも、「仕事が忙しくて、なかなか生活を変えられない」「どうしてもメールが気になる」という人も多いだろう。では、「就寝前のメールチェックで、メタボリックシンドロームになる」「血圧や血糖値が上がる可能性がある」と言ったらどうだろうか?

サーカディアンリズムが乱れると、血糖値を下げるホルモンであるインスリンの働きが悪くなり、糖尿病のリスクを高めることはよく知られている。だが、どうやら、サーカディアンリズムが狂うと、腹時計も狂ってお腹《なか》が空《す》く時間帯がずれてしまうようだ。

米国オハイオ州立大学の研究グループは、二〇一〇年一〇月の「米国科学アカデミー紀要(PNAS)」で「夜明るい環境で過ごすと太りやすくなる」という非常に興味深い研究結果を発表している。

同研究グループはまず、夜も薄明かりの環境におかれたマウスと、夜は暗く昼は明るい通常の環境におかれたマウスの体重増加を比較した。

すると、夜も薄明かりの環境におかれたマウスは、一週間目から著しく体重が増加し始め、八週間後の体重増加率は、通常の環境で過ごしたマウスに比べ五〇%も高かった。しかも、耐糖能異常が見られ、ほとんど糖尿病一歩手前の状態になっていたそうだ。

どちらのマウスも、食事量や運動時間には差がない。ただし、食欲旺盛になる時間帯が違っていた。マウスは夜行性なので、主に夜間に食事をするはずだ。ところが、通常の環境で過ごしたマウスが昼間に一日の総量の三割程度しか食べなかったのに対し、夜も薄明かりの環境で過ごしたマウスは一日の総量の五割以上を昼間に食べていたのだ。これは、ヒトで言えば夜遅くにガッツリ食べるようなものだ。

要するに、サーカディアンリズムが狂うと、本来食べるべきではない時間に、食欲が出てきてしまい、その結果、太ってしまうということだろう。

そこで、食べる時間が太る原因ではないかと考えた研究グループは、食事を与える時間帯を限定して再実験を行ったところ、やはり、夜明るい環境で過ごしたマウスの場合でも、目立った体重増加が見られないことがわかった。

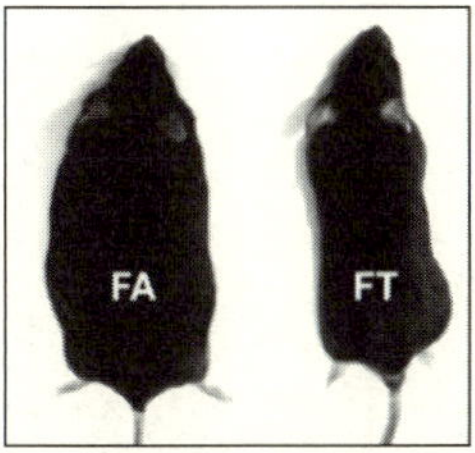

(Hatori M et al. "Time-Restricted Feeding without Reducing Caloric Intake Prevents Metabolic Diseases in Mice Fed a High-Fat Diet" Cell Metab. 2012 より)

図5　自由な時間に食事をしたマウス（FA）と食事の時間を制限したマウス（FT）

また、米国ソーク研究所の羽鳥恵氏らは、高脂肪食が引き起こす肥満やメタボリックシンドロームは、高脂肪食そのものによるものなのか、それとも、サーカディアンリズムの乱れによるものなのかという点に疑問を持った。そこで、夜の時間帯に限り高脂肪食を摂取できるような環境にマウスをおいてみたところ、高脂肪食を一日中自由に摂取できるマウスと同じ程度のカロリーを摂取していたにもかかわらず、サーカディアンリズムの乱れがなく、肥満、高インスリン血症、肝脂肪の変性、炎症などにおいて、通常食を与えたマウスと同じ程度にまで緩和し、運動能力も向上していた。

つまり、食事の時間を制限するだけで、高カロリー・高脂肪食を食べていても、体脂肪や血中インスリンが下がり、運動能力まで上がって健康になることがわかったのだ。実際に実験後のマウスを見ると、自由な時間に食べていたマウスは明らかに身体にたっぷりと脂肪を蓄えたメタボ体型になっているのに、食事の時間を制限したマウスはウエストのあたりにムダな脂肪がなく、すっきりスマートな体型をしている（図5参照）。

僕たちも、夜はできるだけ暗い環境で過ごし、サーカディアンリズムに沿って決まった時間に規則正しく食事をしていれば、たとえ高脂肪・高カロリー食を食べていてもメタボリックシンドロームを予防でき、運動能力まで上がって健康を維持できる可能性が高いというわけだ。

残念ながら、ヒトを対象とする同様の研究結果は出ていないが、二〇一三年現在、米国ソーク研究所のパンダ博士らの研究グループが、食事のタイミングをコントロールするだけでヒトもメタボリックシンドロームを予防・改善できるか？　という臨床研究を行っている真っ最中だそうだから、ぜひ、その成果に期待したい。

少なくとも、ヒトの睡眠時間と食欲の関係を調査した研究では、睡眠不足だと満腹感をもたらすホルモン・レプチンの分泌が抑えられ、食欲を刺激するホルモン・グレリンの分泌が活発になることがわかっている。身体の代謝という観点からも、やはり夜はできるだけ暗い環境で過ごし、寝る前のメールチェックもできるだけ自粛したほうが賢明と言えるだろう。

夜間の血圧が上がる！

実は、僕自身も以前は「就寝前にメールチェック派」の一人だった。

しかし、ブルーライトの研究を始め、就寝前はできるだけパソコンやスマホを使用しないようにしたところ、あまりにも体調がよくなり、自分でも驚いている。

僕は一五年ほど前からアンチエイジング研究を開始し、自分自身も食事や運動、サプリメントなどによってアンチエイジングを実践してきたため、メタボ気味だった身体もすっかり絞られて筋肉がつき、血糖値も正常とされる数値の圏内で安定している。だから、健康にはけっこう自信があったし、睡眠も一日七時間はとっていたので、就寝前の習慣を変えたくらいでは目立った健康効果は得られないだろうと思っていたのだ。

ところが、いざスタートしてみてまず驚いたのは、朝目覚めたときの満足感、爽快感《そうかい》だった。自分では良質な睡眠をとれていると自負していたが、上には上があることを改めて思い知り、反省してしまったほどだ。

そして、もうひとつ大きな変化があった。

血圧は、午前中に上昇し、夜になると下がるというのが正常なリズムだが、成人の一〇～一五％が該当すると言われる「仮面高血圧」（病院で血圧を測定すると正常な数値が出るのに、早朝や夜間など日常生活の場で計測すると高血圧の数値が出ること）のひとつである「夜間高血圧」の人は、夜間になっても血圧が下がらない。僕もかつては夜間高血圧だったが、夜眠る前の数時間はパソコンやスマホを見るのをやめると決めて実行し始めた途端、夜間の血圧が正常値になったのだ。

ほとんどの人は健康診断で昼間に血圧を測っているだけなので夜間高血圧であることに気づいていない人がとても多く、放置することで悪化し、突然、夜間に脳卒中や心筋梗塞《こうそく》を起こすというケースが珍しくない。気になる人はぜひ一度専門機関で測定してもらってはどうだろう。

高血圧の原因は、カロリーや塩分の摂りすぎ、肥満、飲酒や喫煙習慣、ストレス、サーカディアンリズムの乱れなどが以前から指摘されてきた。中でも、サーカディアンリズムと高血圧の関係に関しては、夜勤の多いタイムシフトワーカーに高血圧の罹患率《りかん》が高いという疫学研究によってよく知られていた。ところが最近になって、京都大学大学院薬学研究科の岡村均教授、土居雅夫講師（現・准教授）らの研究グループにより、サーカディアンリズムの乱れと高血圧の関係が分子レベルで解明され、二〇〇九年、「Nature Medicine」（オンライン版）でその研究論文が発表されている。

この論文によれば、研究グループは、体内時計を動かす時計遺伝子のクライワン（Cry1）、クライツー（Cry2）が働かなくなるよう遺伝子操作したマウスは、塩分の多い食事を与えると、通常のマウスよりも高血圧になりやすいことを発見。さらに、これらのマウスは副腎皮質ホルモンのアルドステロンが過剰に分泌されていることを発見した。

アルドステロンは、ナトリウムの再吸収やカリウムの排泄《はいせつ》を促進して血圧を調整する働きを持つホルモンで、過剰に分泌されると、塩分が体内にたまり、むくみや血圧の上昇を招く。健常なマウスの場合、アルドステロン合成酵素が体内時計のリズムに合わせて増減を繰り返しているのだが、時計遺伝子が壊れているマウスは、一日中分泌され続けていたのだそうだ。
このアルドステロン合成酵素は、僕たちヒトにもあることから、サーカディアンリズムが乱れると、僕たちの体内でもアルドステロンがどんどん分泌され、高血圧になる可能性は高い。

ともあれ、「これほど健康に気をつかっているのに、なぜ夜間血圧が下がらないのだろう？」と思っていた僕も、就寝前のメールチェックをやめただけで血圧が正常値になり、体調も良くなったのは事実だ。

かつての僕と同じように、あれこれ努力しているのになかなか血圧が下がらないという人で、就寝前にメールチェックをする習慣のある人は、もしかして、サーカディアンリズムが乱れているのかもしれない。食事や運動の習慣を変えるのが苦手な人は、高血圧予防のためにも、就寝前のメールチェックを控えてみてはいかがだろう？

夜間勤務が多い人はがんになりやすい

サーカディアンリズムが乱れるのはブルーライトを夜に浴びた場合だけで、朝はむしろブルーライトをしっかり浴びないと、正常なサーカディアンリズムを作って健康を維持することも、狂ったサーカディアンリズムをリセットすることもできない。

ところが「夜も明るすぎる生活」にすっかり慣れきってしまった僕たちは、「慢性的時差ボケ状態」に陥りがちだ。努力して「夜暗い生活」「朝日を浴びる生活」を作り上げていかなければならない。

だが、二四時間社会の進展によって、それが許されない夜間勤務の仕事も増え続けている。と同時に、夜間勤務とがんの密接な関係を示す研究結果が続々と発表されるようになってきた。

たとえば、乳がんの発生率を検討した疫学研究の詳しい解析では、国際線の乗務員では七〇%、交代制勤務の職種では四〇%も乳がん発生率が上昇する、交代勤務の仕事に三年以上就いた五〇歳以上の女性は乳がんの発生リスクが四・三倍になるといった衝撃的な結果が報告されている。

こうした研究報告を受け、国際がん研究機関（ＩＡＲＣ）も、二〇〇七年には「深夜に及ぶシフトワークは、発がん要因になる可能性がある」と発表。

さらに二〇一二年、仏国立保健医学研究所(INSERM)率いる研究チームが、権威ある「国際がんジャーナル(International Journal of Cancer)」誌上で、職種にかかわらず夜間勤務は女性の乳がんリスクを三〇%高めると発表。今後さらなる研究が必要ではあるとしながらも、サーカディアンリズムの混乱や、睡眠不足による免疫系の変調が原因ではないかという仮説で結んでいる。

また、夜間勤務によってリスクが高まるがんとしては、女性の乳がんのほかにも男性の前立腺がんが報告されていたものの、そのほかのがんとの関連性は確認されていなかったが、二〇一二年、カナダ・ケベック大学州立科学研究所のグループが男性の夜間勤務者を対象にした研究で、肺がん、すい臓がん、結腸がん、直腸がん、膀胱《ぼうこう》がんなどの発症リスクが高まることが初めて確認されている。

これらのがんとブルーライトの直接的な関連性については、今のところ明らかにされていない。しかし、少なくともブルーライトがメラトニンの分泌量をコントロールしており、それによってサーカディアンリズムが大きな影響を受けていることは確かだ。

看護師や国際線の乗務員、消防士、警察官から、トラック運転手、コンビニの店員など、夜も働くたくさんの人々のおかげで、僕たちは安心・安全・便利な生活を送れている。すべての人が安心して健康的に働けるようにするためにも、今後はがん予防の観点からも、職場環境の整備を検討していく必要があるだろう。

米国フレッド・ハッチンソンがん研究センターが行った症例対照研究によれば、「メラトニンの分泌量がピークになる深夜一〜二時に起きている人」「明るい寝室で眠っている人」は、夜間勤務の経験の有無にかかわらず、がんのリスクが高まることがわかっている。

ゲームやメールで夜遅くまで起きているせいで、がんのリスクを高めるなんて本当にもったいない。夜間勤務の必要がないなら、深夜〇時くらいまでには、できるだけ暗い寝室で眠るようにしよう。それだけでもがんの予防につながるのだ。

第二章　ブルーライトはどこから出ている⁉

端末から放たれるブルーライトの量

長時間のパソコン作業によるＶＤＴ症候群が注目され始めたのは、一九八〇年代。だが、当時と今とでは、目の疲れ方はかなり異なっているはずだ。

なにしろ、当時はまだパソコンもテレビもブラウン管の時代だ。ブラウン管は真空管に塗った蛍光体（可視光を発光する物質）に電子ビームを照射して光らせる仕組みで、ＬＥＤ液晶ディスプレイと比べると、発光効率が非常に悪いため、今改めて見比べると「暗い」と感じるほどだ。

また、一九九〇年代になると、バックライトに小型の蛍光灯「ＣＣＦＬ（Cold Cathode Fluorescent Lamp ＝冷陰極蛍光ランプ）」を使用した液晶ディスプレイが登場し、画面の明るさは、ブラウン管と比べると「まぶしい」と感じるほど明るくなったが、それでも、ＬＥＤ液晶ディスプレイと比べると、やや黄色っぽい温かみのある光に見える。この黄色っぽい光が好きで、今もＣＣＦＬをバックライトにした液晶ディスプレイを好んで選ぶ人もいるようだ。

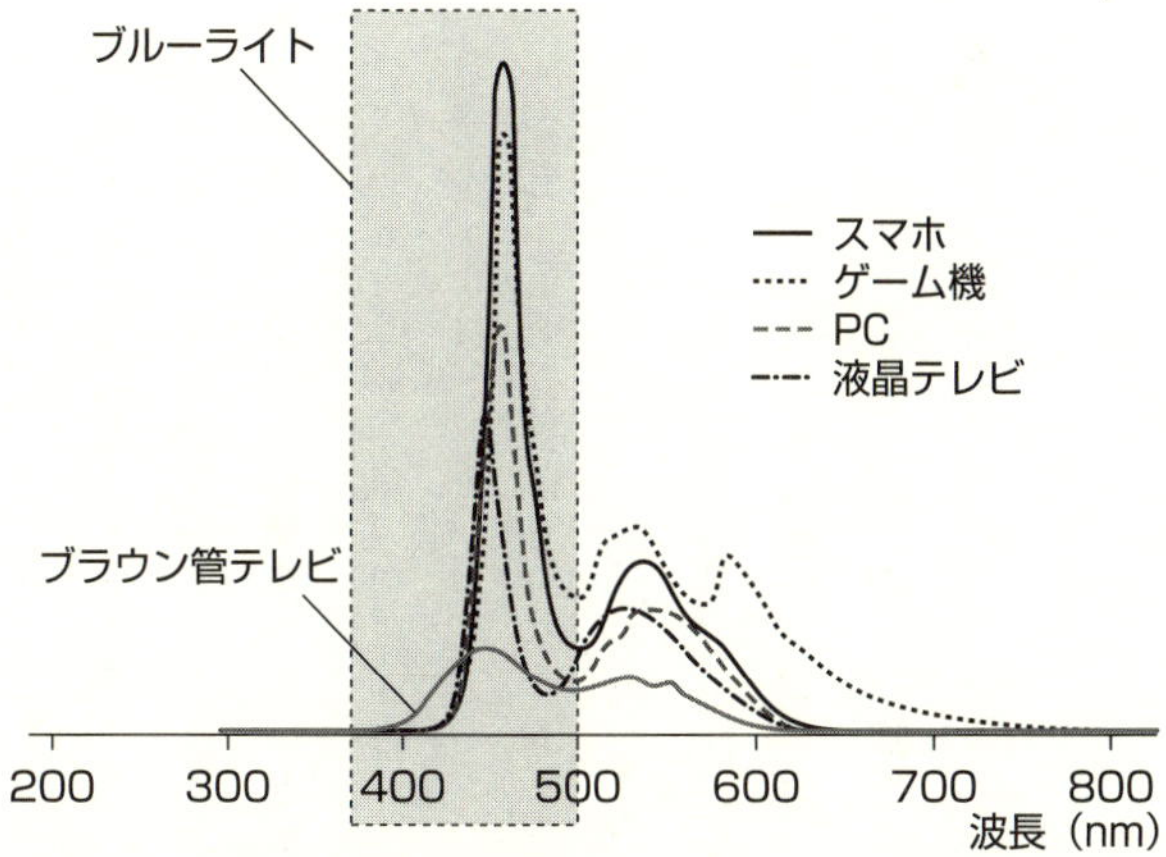

（ブルーライト研究会より）

図6　デジタル機器から発生するブルーライトの量

ＣＣＦＬの発光原理は基本的には蛍光灯と同じだ。水銀や希ガスを封入した管に放電し、その際に発生した紫外線を管の内側に塗布した蛍光体にぶつけて発光させる。ただし、蛍光灯と違って管の電極（フィラメント）を加熱して放電しているわけではないので、熱くなったり、「球切れ」を起こすこともない。また、蛍光灯と違って紫外線の発生量が微量なので光のちらつきも少ない。そのため、ＣＣＦＬは低発熱・低消費電力・長寿命な光源ではあるのだが、水銀を使用していることから、環境に優しくないと指摘されるようになったこと、より発光効率のよい白色ＬＥＤが登場したことで、現在はすっかり白色LEDがVDTの主流となっている。ところが、そこにはブルーライトを大量に放つというデメリットがあった。

そこで、どんな端末から、どれくらいの量のブルーライトが放たれているのか、「分光器」を使って測定した結果が、五七頁の図6のグラフだ。

ご覧のように、同じLEDディスプレイでも、スマホから放たれるブルーライトがもっとも多い。

ただし、LED液晶ディスプレイを使用したスマホ、パソコンでも、画面から放たれるブルーライトの量は、液晶パネルや液晶パネルの駆動方式によって異なるため、メーカーによってもかなり差があるので注意したい。

また、光の強さや照度は、「逆二乗の法則」といって距離の二乗に反比例する。つまり、距離が二倍になると四分の一の強さになるし、逆に距離が二分の一になれば四倍の強さになる。スマホの場合、パソコンよりさらに目から近い距離でじっと見つめるため、ブルーライトの影響もより大きくなるということを、ぜひ覚えておこう。

日本人は世界一明るい照明が好き?

東日本大震災以降、省エネ・省電力に対する意識はますます高まっている。それにともない、家庭でも企業でも、公共施設でも、白熱電球や蛍光灯からLED電球への切り替えが急速に進んできた。

価格的には、白熱電球や蛍光灯よりかなり割高だが、それでも、普及率の増加や価格競争によってだいぶリーズナブルになってきたため、あなたの家でもLED電球の割合が増えつつあるのではないだろうか?

LED照明の魅力は、なんと言っても長寿命で低消費電力なところだ。白熱電球の寿命は約一〇〇〇~二〇〇〇時間、蛍光灯は約六〇〇〇~一万二〇〇〇時間、LED電球は約四万時間。突然パチンと「球切れ」して交換しなければならなかった白熱電球や蛍光灯と違って、約八~一〇年は交換しなくてもすむと言われている(一日一〇時間点灯・年間三〇〇〇時間点灯した場合)。

また、消費電力は同等のワット数の白熱電球のなんと五分の一~一〇分の一程度と言われており、六〇Wの白熱電球一個をLED電球に交換するだけで、年間約六七キログラムものCO₂削減になるとも言われている。

だが、その一方で、僕たちが日常的に浴びるブルーライトの量がますます増えているのも事実だ。

パソコンやスマホと違って、照明器具は光を直接じーっと見つめるわけではないが、夜も昼間のように明るい環境で過ごしていれば、サーカディアンリズムに大きな影響を与えてしまう。省エネや省電力も大切だが、将来にわたって健康を維持するためには、そのことをしっかりふまえた上で、上手に、計画的に、LED電球を取り入れ、活用していきたいものだ。

白熱電球や蛍光灯からLED電球への切り替えは世界的に進んでいる。にもかかわらず、海外から日本を訪れた人は、日本の照明の明るさにビックリすることが多いようだ。駅などの公共施設の照明や、街を照らす街灯やネオンの明るさはもちろんだが、一般家庭における室内照明も、欧米人は「明るすぎる」と感じるようだ。

たとえば、欧米ではリビングも寝室も「間接照明」が主流で、欧米人はキャンドルや暖炉の炎による「自然照明」のほのかな明かりが大好きだが、日本の照明は天井からの「直

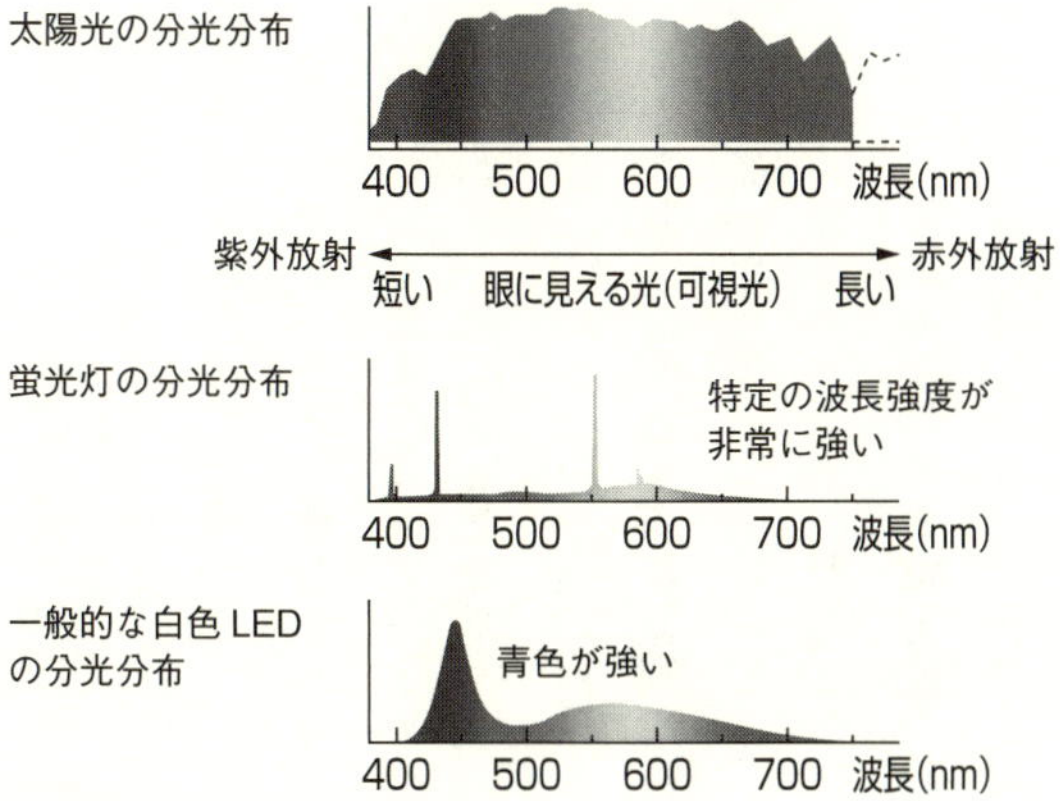

図7　分光分布の比較

接照明」が主流だし、間接照明だけでは「暗い」と感じる人も多い。

また、そもそも日本では昔から、「南向きの明るい部屋」がもっともよい部屋だとされ、リビングや寝室も、南向きの部屋が好まれる。ところが、欧米では「家具が陽に焼ける」「明るすぎる」と南向きの部屋はむしろ低評価で、リビングや寝室はあえて南向きの部屋を避けて設計されることが多い。

これは、日本人と欧米人の「光感受性」の違いに由来する部分が大きいのではないかと言われている。

日本人の瞳《ひとみ》の色は濃いブラウンだが、欧米人の場合は、ブルーやグリーン、グレー、薄いブラウンなど薄い色の瞳がとても多い。

特に、ブルーやグレー、グリーンの瞳は紫外線やブルーライトから目を守るメラニンが少ないため、太陽の光をまぶしがる人がとても多い。欧米人がサングラスを好んでつけるのもそのためだ。

ブルーライトを多く含むＬＥＤ照明やＬＥＤ液晶ディスプレイも、欧米人のほうが日本人よりずっとまぶしく感じるというわけだ。

このような遺伝的気質の違いや長年の文化の違いもあるため、間接照明と直接照明のどちらのほうがいいとは一概には言えない。ただ、日本人であれ、欧米人であれ、ブルーライトが散乱する明るすぎる室内では、交感神経が高ぶりやすく、リラックスしにくいことだけは確かだ。

欧米人もブルーライトのことを意識して間接照明にしているわけではないだろうが、日本人も、単に経済性や省電力性だけでＬＥＤ照明を選ぶのではなく、せめて寝室やリビングは白熱電球にしたり、ＬＥＤ電球を使用するにしても間接照明で使うなど、夜浴びるブルーライトを減らす照明設計を考えたほうが賢明と言えるのではないだろうか。

LEDの発光原理

とはいえ、照明は「明るければ明るいほどいい」という方向に向かってどんどん進化してきた。

人類初の明かりは「火」だ。夜間の活動や安全は、何十万年もの間たいまつの光だけが頼りだった。その後、ロウソクが生まれ、油を使ったランプが登場し、ついにガス灯が登場したのは、一八世紀末。暗闇の街に常設の「消えない明かり」が灯《とも》ることで、人はどれほど便利に、自由に、そして安全に暮らせるようになったことだろう。

一八七九年にエジソンが白熱灯の実験に成功し、白熱電球が誕生すると、人類はとうとうスイッチひとつで明かりをコントロールできるようになった。さらに、一九三八年には蛍光灯が発明され、一九九六年、ついに照明用途の白色LEDが登場。ガス灯の登場以来、次々に新たな明かりが生まれ、そのたびに夜の暮らしは格段に明るくなっていった。

ただし、LEDはそれまでとはまったく異なる発光システムによって、照明の歴史の中でも別格の明るさをもたらしたと言っていいだろう。

たとえば、白熱電球が光る仕組みはとても単純だ。ガラス球の中に設置したフィラメントに電流を流し、およそ二〇〇〇～三〇〇〇度の高温に熱して白熱化することで、光を発している。つまり、熱エネルギーで発光させているわけだ。

一方、蛍光灯が光る仕組みはもう少し複雑だ。蛍光灯は、内側に蛍光体を塗りつけたガラス管（＝蛍光管）の両端にフィラメントを取り付け、さらに水銀やガスを封入して作ったものだ。そのため、電気を流すとフィラメントが熱せられて放電し、管の中の水銀原子とぶつかって紫外線を放出する。

紫外線は人の目には見えない波長の光だが、蛍光体にぶつかると、人の目に見える波長の光に変わる。そのため、ガラス管の内側に蛍光体を塗った蛍光管を使用する必要があった、というわけだ。

このように、白熱電球も蛍光灯も、その発光システムにはフィラメントが不可欠なので、肝心のフィラメントが熱で老朽化して寿命を迎えると、取り替えなければならなかった。

ところが、ＬＥＤ電球には、フィラメントはついていない。水銀もガスも、蛍光体も必要としない。では、いったいどんな仕組みで光を放っているのだろう？

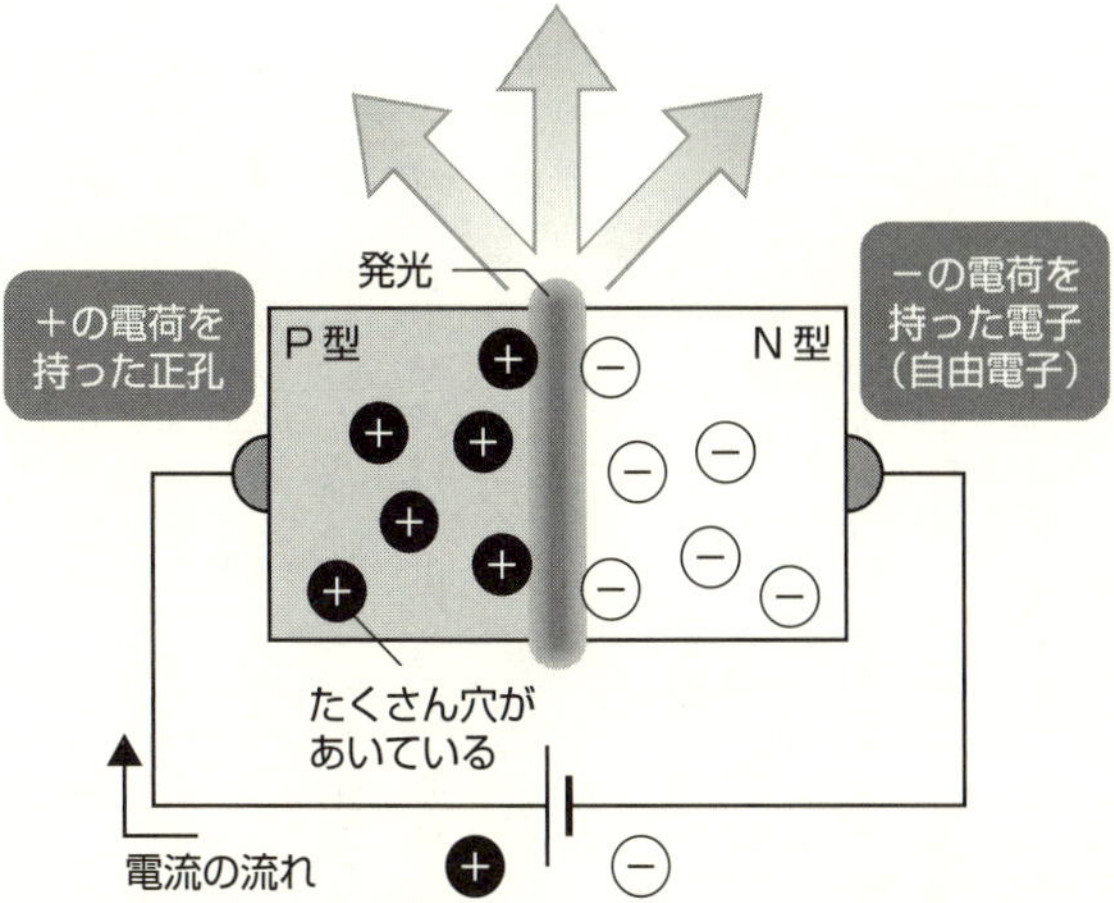

図8　LEDの発光原理

LEDは発光ダイオード＝Light Emitting Diodeの略で、「電気を流すと発光する半導体」のことだ。

そもそも半導体とは、電気をよく通す物質「電気伝導体」と、電気をまったく通さない物質「絶縁体」の中間的な性質を持つ物質のことだ。

だが、半導体にも二種類ある。マイナスの電子が少し抜け落ちてボコボコと穴（正孔）があいた「P型半導体」と、マイナスの電子が多すぎてあまっている「N型半導体」だ。

LEDに使われる半導体は、この二種類の半導体を並べて作った「LEDチップ」だ。

「LEDチップ」に電圧をかけると、PからNの半導体へ向かって一定方向だけに電流が流れ始める。このとき、Nであまっていた電子が、Pの穴にピタッとはまって再結合することによって光のエネルギーが生じて、発光する。

これが、LEDの基本的な発光原理だ。

LEDの歴史は意外と古く、今から五〇年以上も前の一九六二年、米国イリノイ大学の教授であり、「LEDの父」と呼ばれるニック・ホロニアック博士によって発明されている。

当時、ホロニアック博士が勤務していたゼネラル・エレクトリック(GE)の研究所では、世界初の半導体レーザーの研究が進められていた。半導体レーザーは、CDやDVD、ブルーレイなどの光ディスクのデータの読み書きに欠かせない技術だ。その研究過程で、半導体が赤い色の光を発光することに気づいたホロニアック博士が、さらに研究を重ね、ついに誕生したのが「発光する半導体=LED」だったというわけだ。

ただし、このときホロニアック博士が試作に成功したのは「赤色の光を放つLED」で、発光効率も悪く、通常の白熱電球の一〇〇分の一にも満たない明るさしかなかった。

この問題を解決したのは、なんと日本人科学者たちだ。

一九七〇年代、当時東北大学教授だった西澤潤一博士（現・東北大学名誉教授）が、高輝度の赤色ＬＥＤと、高輝度の緑色ＬＥＤの開発に成功。これらはすぐに実用化され、次々と照明や家電などのディスプレイ表示などに活用されていった。

だが、僕たちが一般にＬＥＤと呼んでいるのは、「白色ＬＥＤ」のことだ。その登場までにはまだまだ長い年月が必要だった。

白は青がないと作れない！

「光の三原色」は、赤・青・緑の三つだ。

絵の具の場合の三原色は、マゼンタ（赤紫）・シアン（青緑）・イエロー（黄色）で、この三つの色があれば、だいたいどんな色でも作れるが、白だけは作ることができない。原色を混ぜるとどんどん暗い色になっていき、最後には真っ黒になってしまう。

これに対し、光は原色を混ぜるとどんどん明るい色の光になり、三つの原色を混ぜると真っ白の透明な光になる。七色の光を含む太陽の光が無色透明に見えるのも、「光の三原色」が混ざっているため、というわけだ。

LEDの場合、赤と緑の光を放つLEDは早い段階で開発されていたが、白熱電球や蛍光灯のような白い光を放つLEDを作るには、どうしても残る一色、「青」が必要だった。

そこで、一九七〇年代以降、世界中で「青色発光ダイオード＝青色LED」の開発競争が始まった。三原色が揃《そろ》えば、白はもちろん、どんな色でも自由自在に合成することができ、自然界にある天然の色を再現できるからだ。

ところが、「青色LED」の開発は困難を極めた。

LEDから放たれる光の色は、LEDチップに使われる「N半導体」や「P半導体」をどんな化合物を組み合わせて作るかによって決まる。

青い光は、波長が短くエネルギーが非常に強い光なので、できるだけ大きなエネルギーを発する半導体結晶を作らなければならない。それには窒素（N）とガリウム（Ga）を組み合わせた窒化ガリウム（GaN）がよいだろうということはわかっていたのだが、そのバランスが非常に難しく、できたとしても光の量が足りない、寿命が短い、量産しにくいな

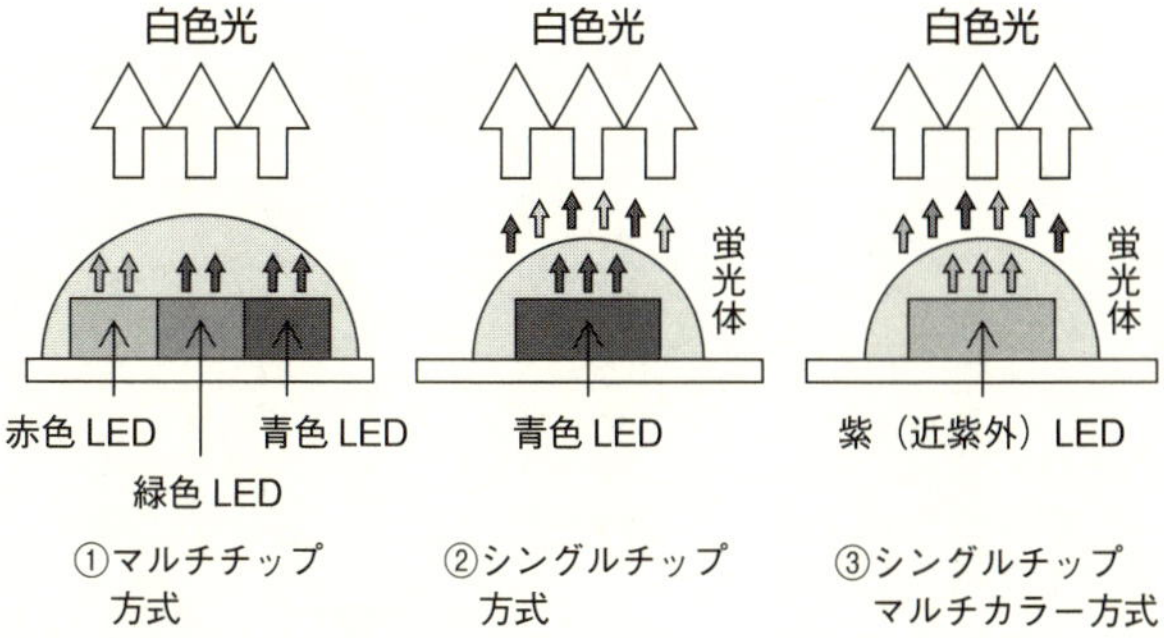

図９　白色LEDの発光方式

ど多くの問題があったため、二〇世紀中の開発は困難と言われていたほどだ。

その分厚い壁を打ち破って、一九八九年に青色ＬＥＤの基本技術を開発したのが名古屋大学の赤崎勇教授とその弟子であった天野浩氏（現・教授）だ。さらに、当時日亜化学の研究員だった現・米国カリフォルニア大学の中村修二教授が、窒化ガリウム（GaN）に少量のインジウム（In）を添加することで一九九三年に量産技術を確立し、ついに高輝度の青色ＬＥＤの実質的開発に成功。以降、白色ＬＥＤを活用したＬＥＤ液晶ディスプレイや、白色ＬＥＤ照明が次々と誕生し、普及していったというわけだ。

現在、白色ＬＥＤの発光方式には、大きく分けて以下の三つがある。

①マルチチップ方式

赤（R）・緑（G）・青（B）の三つの色のLEDチップから放射される光を混合して白い光を作る。

②シングルチップ方式

青色LEDだけを使い、蛍光灯と同じように蛍光体を組み合わせて波長を変え、白い光を発光させる。

③シングルチップマルチカラー方式

四〇五nmの紫（近紫外）LEDを使い、赤・緑・青の三色の蛍光体と組み合わせて白い光を発光させる。

より太陽の光に近い自然な「白い光」を作れるのは、三原色のLEDを使用した「マルチチップ方式」だが、製造コストが高くつくため、あまり普及していない。現在、市場に出回っている白色LED電球の多くは、発光効率がよく製造コストも安くすむ「シングルチップ方式」のものだ。

LEDは本当に一〇年選手か?

LEDそのものも、LED電球や直管形のLED灯などの照明器具も、急ピッチで改良され、進化し続けている。

たとえば、青色LEDと黄色蛍光体を組み合わせた「シングルチップ方式」の照明は、モノの色が不自然に見えるのが難点だった。特に料理などは自然光や白熱電球の光で見たほうが美味《おい》しそうに見えるという現象も起こっていた。しかし、最近では、より色が自然に見える「マルチチップ方式」や「シングルチップマルチカラー方式」のものの開発も積極的に行われている。

また、LEDは白熱電球や蛍光灯と比べて発光効率が高いため、ムダな放射熱が少ない。その上、LEDから放たれる光は、ブルーライトを多く含む代わりに、対象物を温める働きをする赤外線をほとんど含まない。その分、部屋の温度を上昇させる心配がなく、エアコンなどの空調設備の消費電力を節電することができる。

ただし、LEDもまったく熱くならないわけではない。LEDは白熱電球や蛍光灯ほど熱くならないものの、熱によるロスは効率のよいものでも七〇%くらいあると言われている。つまり、光になるのは消費電力の約三〇％で、残りの約七〇％は熱になっているというわけだ。

そこで、ＬＥＤ照明も白熱電球や蛍光灯と同じように部品に耐熱性の高い素材を使ったり、放熱構造を採用したりしているが、使用する環境によっては、こうした熱対策も万全ではない。換気の悪い暖房された密閉空間や、火を扱う場所などでは必要以上に部品や電球が熱くなってしまうこともある。

すると、発光効率が悪くなって消費電力も増えるし、ＬＥＤの電子回路がダメージを受ければ寿命だって短くなる。棒状の直管形のＬＥＤ灯を蛍光灯用の照明器具に取り付けた結果、部品などが高温になりすぎて火災になるケースも少なくない。

実は、蛍光灯は点灯時に一時的に電圧を高めて放電するため、蛍光灯用の照明器具には電圧を高めた状態で電流を安定させる「安定器」がついている。そこにＬＥＤ灯を取り付けると、安定器で高められた電圧によってＬＥＤチップの電子回路そのものが破壊されたり、ヒートアップして火災を起こす可能性があるのだ。

そこで、いかに効率よく放熱するかがＬＥＤ製品の設計における重大なテーマとなっていて、その点でもＬＥＤ電球や直管形のＬＥＤ灯は進化し続けている。

そもそも、ＬＥＤ照明は約一〇年という長寿命な光源で、電力消費も白熱電球の約五分の一〜一〇分の一に抑えられると言われているが、これはＬＥＤの基本的な原理に基づいて計算された「推測」に過ぎない。実際にさまざまな環境で使った場合どうなるか、という検証はまだ始まったばかりだ。

確かに、ＬＥＤは白熱電球や蛍光灯のようにフィラメントを高温で燃焼させて発光させているわけではないので「球切れ」はしない。

しかし、ＬＥＤチップは、ガリウム（Ga）、窒素（N）、インジウム（In）、アルミニウム（Al）、リン（P）などの化合物を用いて作られていて、リン（P）にはもともと寿命がある。使用時間の長さに比例して劣化していくため、一〇年ももたない。すると、光特性そのものが変わってしまい、波長のピークがずれて黄色っぽい光に変わってくる。ＬＥＤは紫外線や赤外線などを含まないため美術品の色を変色させないと言われるが、劣化によって変色の危険性が出てくるのだ。

まして、ＬＥＤから放たれる光が、僕たちの人体に将来どんな影響を与えるかについては、今後五〇年、一〇〇年経ってみないと本当のところは誰にもわからない。

だからこそ、こうしたＬＥＤのメリット・デメリットに関する情報や、ＬＥＤ製品の進化状況には常に注目していたい。

そして、「一度つけたら一〇年放りっぱなし」にするのではなく、ＬＥＤの進化状況にあわせて、たとえ寿命がくる前であっても、取り替えを検討したほうがよいかもしれない。

第三章　ブルーライトと時計遺伝子

体内時計はなぜ二四時間周期なのか？

「ヒトの体内時計は二五時間周期である」という説を、今もさまざまな書籍や文献で見かける。専門家ですらまだ二五時間説を支持する人もいるのだが、実はこれはかなり古い知見で、現在では二四時間と数分くらいであるということがわかっている。

そもそも二五時間説は、一九六〇年代に洞窟《どうくつ》内に人を隔離する実験によって誕生したものだ。当時は、ヒトの体内リズムは環境よりも社会的なニーズに大きな影響を受けると考えられていたため、社会のあらゆる影響から隔絶された洞窟に被験者を隔離して測定したというわけだ。

ところがその後、ヒトの体内時計は光や食事などに大きな影響を受けることがわかり、洞窟での実験は、人工照明の光によって体内時計にズレが生じていることがわかってきた。そこで、米国ハーバード大学の研究グループは被験者に一五ルクス程度の微弱な光の中で生活してもらい、なおかつその微弱な光の影響を差し引くという非常に厳密な実験を実施。その結果、ヒトの体内時計は二五時間ではなく、約二四時間と数分であるということがわかったというわけだ。この研究成果は一九九九年に米科学誌「Science」で発表されている。

その後、同様の研究が同研究グループによって繰り返され、日本でも行われて、現在では「二四時間と数分」が人類共通の遺伝的・生得的な体内時計の周期であるというのが、科学の世界の共通認識となっている。

ただし、現実にはサーカディアンリズムの乱れによって体内時計が二六時間周期になっている人もいれば、二二時間周期になっている人もいる。こういう人は、「さあ、張り切って働くぞ！」という時間帯に体温や血圧が上がらないとか、食事をしても胃腸がうまく働かない、集中したくても集中できないといったさまざまな問題が体内で生じる。これでは、健康を維持することも、社会生活を順調にこなしていくこともできない。だからこそ、体内時計がズレないようにしたり、微調整したりすることが大切というわけだ。

「第三の視細胞」の発見

では、どうやって体内時計を地球の自転に合わせているのだろう？

僕たち人類は、目の網膜に朝の強く明るい光が入ってくると「朝だ」と感じ、夕方暗くなって網膜から入ってくる光の量が減ると「もう夜だ」と感じる。同時に睡眠を司るホルモンであるメラトニンの分泌量が抑えられたり、活発になったりして「覚醒と睡眠」を繰り返す。これによって、地球の自転に合わせた一日二四時間の周期が作られる。

そのため、朝の光を受けると、生活リズムで生じた体内時計のズレが調整されるのだ。

それなら、目が見えない人はサーカディアンリズムを保てないのか、というと、決してそんなことはない。実際、盲目でも眼球がある人はサーカディアンリズムが乱れにくく、メラトニンの代謝も正常に行われることがわかっていて、一九九五年には「たとえ失明しても眼球は温存しておくべきだ」という論文が米国の医学誌「New England Journal of Medicine」にも発表されているほどだ。

僕たちの目の網膜には、「錐体《すいたい》」「桿体」という二種類の視細胞があり、それぞれ「光の強さや明暗」「光の色」を感知し、その情報を脳に伝えていることは以前からわかっていた。しかし、盲目の人でも眼球さえあればサーカディアンリズムを保てるという事実がわかって以来、「第三の視細胞」が存在する可能性が示唆されるようになっていった。

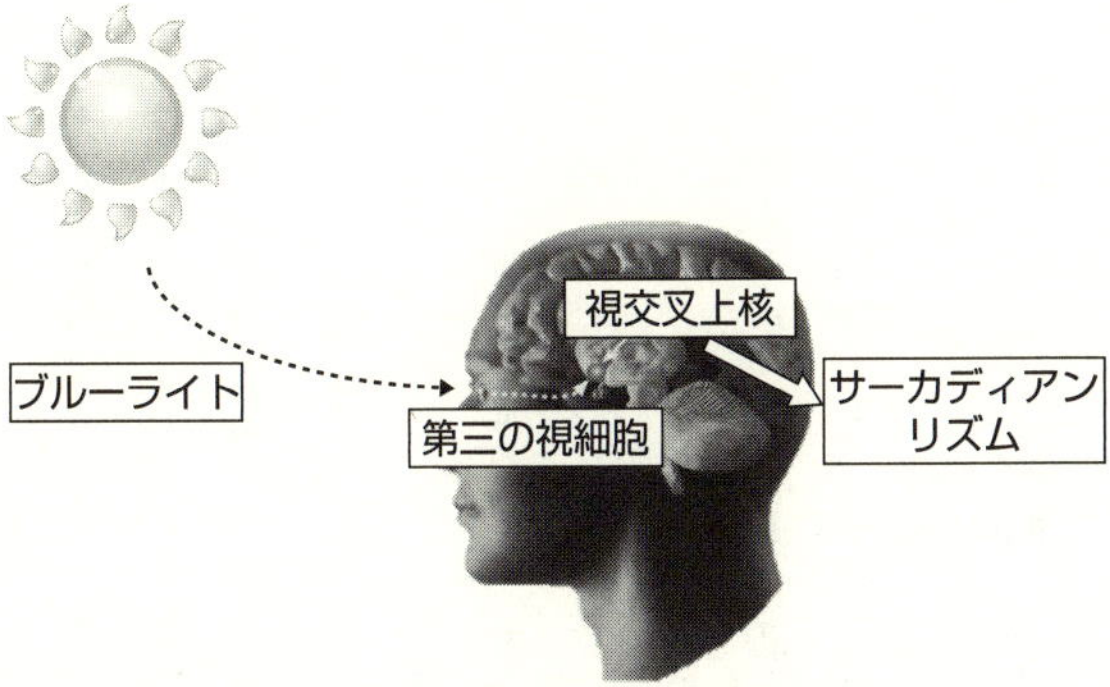

図10　生体リズムを奏でる体内時計は脳にある

そんな中、二〇〇二年、ついにラットの目の網膜で、光をキャッチするメラノプシンという物質を含む「第三の視細胞（ipRGCs = Intrinsically Photosensitive Retinal Ganglion Cells、正式名・光感受性網膜神経節細胞）」と呼ばれる視細胞が発見された。

二〇〇五年にはサルでも発見され、ヒトの目にも存在すると考えられるようになった。

この「第三の視細胞」は、主に光を感じるためだけに働く特殊な視細胞だ。可視光線の中でもブルーライトに特に反応する。つまり、ブルーライトを受けると、環境は十分に明るいと判断する仕組みだ。目はカメラであり、昼と夜を知る時計でもあったのだ。カメラとしての目は可視光線のすべてを見ることができるが、時計としての目はブルーライトしか見ることができない。

なぜ、特にブルーライトだけに反応する「第三の視細胞」が存在するのだろう。

サーカディアンリズムを保つことは、体温や呼吸、心拍、血圧、血糖値など、あらゆる生理機能を維持するためにとても重要だ。そのため、視覚機能の発達より前からこのシステムが存在していたという説がある。また万一事故や災害、病気などで失明してサーカディアンリズムを保つことができなくなってしまったら、生命の維持に多くの影響が出てくる。「第三の視細胞」はそのような事態を防ぐために存在するのではないかという説もあるようだ。

白内障の手術をすると若返る

三八億年間脈々と受け継がれてきた体内時計を司る遺伝子も、さすがに生命がこれほど長寿になるとは思っていなかったのかもしれない。

加齢にともなって発症リスクが高まるのは、加齢黄斑変性だけではない。目のレンズである水晶体が白く濁ってしまう「白内障」も、加齢とともにリスクが高まる眼病だ。

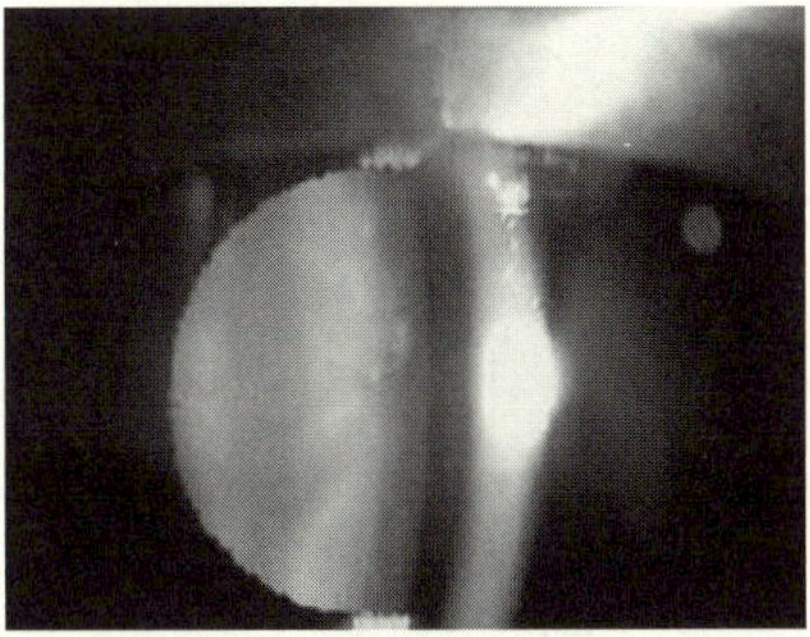

瞳孔を通して白内障を観察しているところ。混濁のためブルーライトが透過しない。

図11　白内障の光透過性

発症年齢や進行のスピードには個人差があるが、水晶体は加齢とともに徐々に濁っていく。早い人ではちょうど老眼が始まる四〇代から部分的に濁り始め、八〇歳以上の高齢者のほとんどが、何らかの形で白内障の症状を感じるようになる。

たとえば、水晶体が部分的にでも濁ってくると、視界がまるで白いヴェールをかけたように白っぽくぼやけて見えるようになる。光が水晶体をスムーズに透過できなくなるため、輪郭がはっきりしていなかったり、二重、三重にだぶって見える場合もある。その結果、徐々に視力も低下するが、老眼と違って近くも遠くも見えづらくなってしまう。

また、水晶体が濁ってくると、光がやけにまぶ

加齢とともにブルーライトが透過しにくくなる

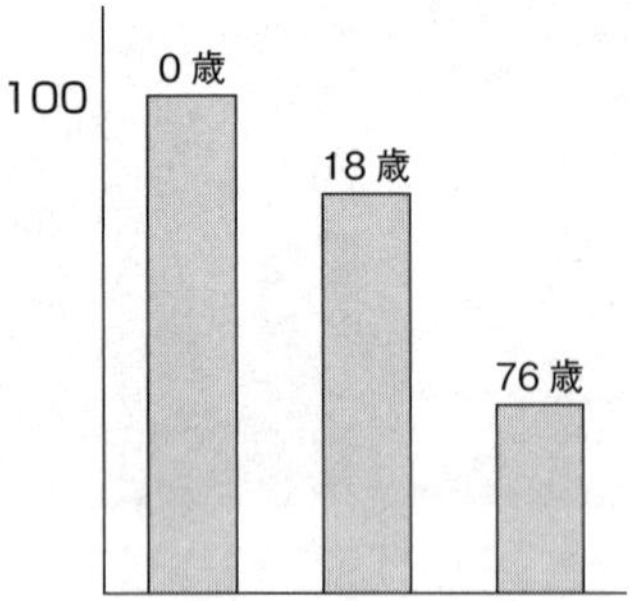

(Broendsted AE et al. “Human Lens Transmission of Blue Light: A Comparison of Autofluorescence-Based and Direct Spectral Transmission Determination” Ophthalmic Res. 2011 より改編)

図12　ヒトの水晶体の光透過性

しく感じられるようになる。水晶体を透過できなかった光が、水晶体の中で乱反射を起こしてしまうためだ。特にブルーライトのような波長が短く強い光は激しく乱反射し、目を開けていられないほどまぶしく感じるようになる。

だが、一番困るのはサーカディアンリズムが乱れてしまうことかもしれない。

水晶体が濁ると、その分、ブルーライトが水晶体を透過しにくくなる。その結果、網膜の「第三の視細胞」でブルーライトをキャッチできず、サーカディアンリズムが乱れてしまうのだ。「年をとると眠りが浅くなる」「朝早くに目覚めてしまう」といわれるが、そう

睡眠障害があった人の場合、
白内障手術後に 57%が睡眠障害改善！

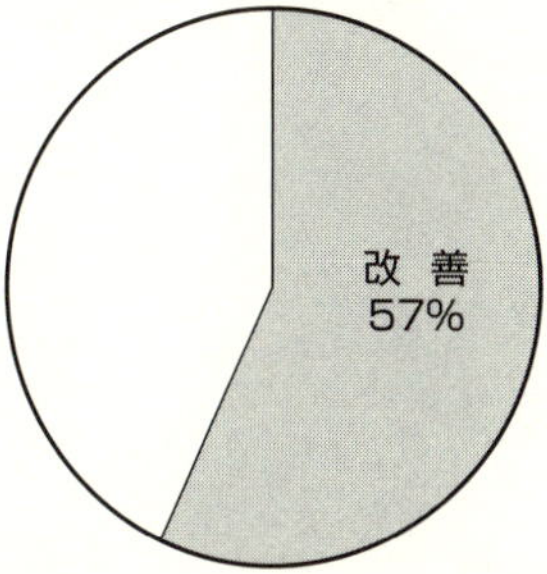

（Ayaki M et al. “Improvements in Sleep Quality and Gait Speed After Cataract Surgery” Rejuvenation Res. 2013 より改編）

図13　白内障手術により、睡眠障害が改善する

いう人はすでに水晶体の濁りが進んでサーカディアンリズムが乱れ、睡眠障害を起こしているのかもしれない。

しかし、昔は日本人の失明原因の第一位だった白内障も、今では上位五位にもランキングされていない。水晶体を取り除いて代わりに眼内レンズを入れる手術により、白内障も「治せる病気」になったからだ。しかも、技術や機器の進歩によって、手術は安全かつ短時間でできるようになり、手術による患者さんの負担も昔とは比べものにならないほど軽くなっている。

僕も数多くの白内障手術を行ってきたが、白内障手術を受けた人にはある共通点がある。

手術前は見るからに元気がなく、「もう年ですから」「いつお迎えがきてもいい」などとおっしゃっていた方でも、手術後は見た目や話し方、歩き方まで若々しくなり、歩くスピードも速くなって、とても驚いた。また、睡眠障害があった人のおよそ半数はその症状が改善した。そんな方たちを目の当たりにして、「目のアンチエイジングは、全身のアンチエイジングにつながるのかもしれない」と思いついたことが、僕がアンチエイジング研究をライフワークとするようになったきっかけでもある。

当時は視界が明るくなり、よく見えるようになることで、再び前向きな気持ちが蘇《よみがえ》ったものと思っていたが、白内障が改善されたことによって乱れたサーカディアンリズムが正常化したことが、若返りの大きな要因になっていた可能性は十分あるだろう。

歩くスピードが速いと長生きする?

その人が長生きするかどうかは、歩くスピードを見ればわかる、という面白い研究がある。

たとえば、東京都老人総合研究所（現・東京都健康長寿医療センター研究所）の八年間にわたる追跡研究の結果では、歩行速度が遅い人は、歩行速度が速い人より総死亡リスクが二・一七倍高かった。その死亡原因別では、循環器疾患の死亡リスクは約三倍、その他感染症などによる死亡リスクも二・八一倍だった。

では、どれくらいの速さで歩くと長生きできるのだろうか。

米国ピッツバーグ大学の研究チームが六五歳以上の約三万四〇〇〇人を対象とした調査では、歩行速度の平均は毎秒〇・九二メートルだったが、その中で歩行速度が秒速一メートル以上の人は、同じ性別の同じ年齢層の人より明らかに長生きする傾向にあることがわかった。特に七五歳以上では、その傾向が顕著だったそうだ。

白内障手術をした人が、みなさん若々しく元気になり、歩くスピードまで速くなって驚いたとお話ししたが、このことはその後、当時国立病院機構埼玉病院眼科医長だった現・慶應義塾大学医学部眼科学教室の綾木雅彦准教授らの研究によって証明されている。

また、ピッツバーグ大学の別の調査によれば、トレーニングをして歩くスピードが速くなった人は、歩くスピードが速くならなかった人と比べて、その後八年間の死亡リスクが約一八％も低かったそうだから、白内障手術をして若々しくなり、元気に速く歩くようになった人たちが長生きする可能性がぐんと高まったとしても、不思議ではない。

本来は心臓や肺、循環器、神経、筋骨格系などの臓器が健康で、速く歩く能力があった人でも、白内障になってブルーライトが目の網膜に届かなくなると、サーカディアンリズムが乱れて心身の健康状態に影響を及ぼし、歩くスピードにも影響してくる。逆に、歩行機能が衰えていた人でも、白内障が治ってブルーライトがちゃんと目の網膜に入るようになると、健康になっていく。

そういえば若い頃ほど速く歩けなくなってきたなという人は、このままだと健康で長生きできないかもしれない。こういう場合、身体を鍛えることも大切だが、それに加え、ぜひブルーライトにも注目しよう。

ブルーライトを浴びるタイミングや量をコントロールするだけでも、歩くスピードアップにつながるかもしれない。

時計遺伝子の発見

それにしても、体内時計はいったいどこにあるのだろう？

その場所が特定されたのは、一九七二年。それは脳で発見された。ラットの脳の「ある部分」を破壊すると、サーカディアンリズムが完全に消失したのだ。

ある部分とは、脳の視床下部にある「視交叉上核」。ちょうど目の奥のあたりにある米粒ほどの大きさの小さな組織なのだが、なんとその中には約一万六〇〇〇もの神経細胞が存在している。

今では、目の網膜でキャッチしたブルーライトの情報も、この視交叉上核に直接届けられ、ここからメラトニンを分泌する「松果体《しょうかたい》」に信号が送られて睡眠と覚醒のリズムが作られ、サーカディアンリズムをコントロールしていることもわかっている。

だが、視交叉上核の中でどのようにして時が刻まれているのか、その謎が解明され始めたのは、さらに二五年後の一九九七年のことだった。この年、ついに哺乳類の視交叉上核の時計細胞の中で、時を発振する遺伝子「時計遺伝子」が相次いで発見され、一気に時を刻む体内時計の謎が解明され始めた。そのため、一九九七年は「時計遺伝子元年」とも呼ばれている。

時のリズムはタンパク質の合成と抑制で生まれる

現在、時計遺伝子は二〇種類以上も発見されているが、その中でも中心（コア）となって時を刻んでいるのは、クロック（Clock）、ビーマルワン（Bmal1）、パーワン（Per1）、パーツー（Per2）、クライワン（Cry1）、クライツー（Cry2）の六個の遺伝子だ。

この六個の時計遺伝子は、次のような二つのチームに分かれ、とても面白い方法で一日二四時間の時のリズムを作っている。それではその方法をご紹介しよう。

A【クロック（Clock）、ビーマルワン（Bmal1）】

B【パーワン（Per1）、パーツー（Per2）、クライワン（Cry1）、クライツー（Cry2）】

まず、時計細胞の中で、AチームがBチームに「時計タンパクを合成しろ！」と働きかける。すると、Bチームのメンバーは、それぞれPER1、PER2、CRY1、CRY2という時計タンパクを作り始める（これを「転写」と言う）。そして、作られた時計タンパクが細胞内に一定量たまると、時計タンパク自身が細胞核の中に入り込んで「もう作るな！」と抑制する。

この一連の周期が、約二四時間だ。

ちなみに、時計遺伝子と時計タンパクの間で繰り返されている転写と抑制の働きは「ネガティブ・フィードバック」と呼ばれ、「ネガティブ・フィードバック」によって生まれる一連の仕組みは「コアループ」と呼ばれている。この「コアループ」を繰り返すことによって、サーカディアンリズムが作り出されているというわけだ。

僕たちの身体の働きのほとんどは、この「コアループ」を中心に、複雑なネットワークを組むことで、それぞれの生体リズムを作っている。

時計遺伝子は全身に存在する

さて、時計遺伝子の発見で研究者たちが一番驚いたのは、体内時計が脳の視交叉上核だけではなく、血管や心臓の細胞にも、肌や髪の毛一本一本の細胞にも、とにかく全身のほぼすべての場所に存在していたということだろう。

この発見には、面白いエピソードがある。

一九九七年にマウスの脳内で時計遺伝子パー（Per）を発見した神戸大学医学部の岡村均教授（現・京都大学大学院薬学研究科教授）らの研究グループは、時計遺伝子の仕組みを解明するためにも、時間の経過に沿って時計遺伝子の活動が変化する様子を「目で確かめたい」と考えた。そこで、思いついたのがホタルの発光物質を使った実験だ。

岡村教授らは、マウスの時計遺伝子にホタルの発光遺伝子を組み込み、「時計遺伝子が働き始めると光るマウス」を作ることに成功。二〇〇〇年、ついにその様子を超高感度のCCDカメラで撮影することに成功したのである。まさに、生きているマウスの時計遺伝子の「ライブ画像化」だ。

そして、脳のどの部分がどんなふうに光るかを楽しみに見守っていたところ、皮膚でも、内臓でも、全身のいたるところが光り始めたのだ。

脳の視交叉上核が「親時計」だとするなら、全身の細胞の中にある時計遺伝子は「子時計」だ。「親時計」が司令塔となって「子時計」をコントロールしている。

ただし、「子時計」は「親時計」の指令で時を刻んでいるだけでなく、自分自身でも一日二四時間周期の時を刻んでいる。しかも、「親時計」がブルーライトによる「光の刺激」で一日二四時間のサーカディアンリズムを作っているのに対し、「子時計」の一日のリズムを作っているのは「光の刺激」だけとは限らない。

全身の各器官の働きはそれぞれ異なるので、食事をいつ食べるか、何を食べるか、どれくらい食べるかなどによっても、各器官の時計遺伝子のリズムはそれぞれ微妙にズレてくる。そこで、ときどき「親時計」が「おい肝臓時計、ちょっと遅れ気味だぞ」「胃時計は、進みすぎだ」というように、微調整しているのである。

この様子は、「電波時計」と電波を送信する「送信局」の関係を思い浮かべるとわかりやすい。

「送信局」をコントロールしているのはブルーライトの刺激だ。そのため、目の網膜にブルーライトが入ってくると、「送信局（親時計）」はサーカディアンリズムをリセットし、「標準時刻」を電波に乗せて発信する。すると、食事によって乱れた肌や肝臓、心臓など、あらゆるところにある「電波時計（子時計）」が電波をキャッチして、時計の針を微調整する。こうして全身の時計のリズムを地球の自転リズムと同じ二四時間に合わせているというわけだ。

時計遺伝子の「ライブ画像化」に成功した岡村教授らは、体内時計が全身の皮膚や臓器の繊維芽細胞の中に存在していることを証明し、二〇〇一年に米科学誌「Science」で発表している。

この研究では、繊維芽細胞の時計遺伝子の一部の働きを止めると、脳内と繊維芽細胞の両方で体内時計のリズムが狂うことも確認された。また、その時計遺伝子が作るタンパク質を解析した結果、脳とまったく同じ仕組みでリズムを作っていることもわかった。

こうした時計遺伝子の仕組みは、すべての哺乳類で共通だと考えられる。

一三〇〇世代暗闇で暮らしても、体内時計は消えない⁉

地球上のほとんどの生物が、太陽が昇っては沈むリズムに合わせた一日二四時間周期の体内時計を持っている。これは、生物進化の過程で夜行性になった動物や、環境の変化で洞窟などの暗闇で暮らすことを余儀なくされた生き物たちも、決して太陽のリズムを忘れなかったことを意味している。

実は、そのことを再現する壮大な実験が、京都大学理学部動物学教室で、半世紀以上の時間をかけて行われていた。

そして、二〇一一年、ショウジョウバエを一三〇〇世代にわたって暗闇の条件下で飼育しても、光をあてると二四時間周期の活動リズムを示すことを同大学の今福道夫名誉教授らが突き止めた。その内容は日本動物学会の学会誌「Zoological Science」上で発表されている。

暗黒の中でショウジョウバエを飼育する研究は、一九五四年に京都大学理学部動物学教室の故・森主一教授が開始。その後、歴代の教員や学生らに引き継がれてきた。今福名誉教授は三五年以上にわたってその中心となり、地道な研究活動を行ってきた人物だ。そして、一三〇〇世代目にあたるショウジョウバエが誕生したとき、ついに実験が行われたのだ。

実験は、一三〇〇世代目のショウジョウバエ約一〇〇〇匹を三つのグループに分けて行われた。第一グループは卵の段階から一二時間周期で光をあてて飼育し、成虫になった段階で暗闇に戻した。第二・第三グループは、一度だけ三・五時間あるいは七時間だけ光をあてて、やはり暗闇の中に戻した。

そして、それぞれの活動リズムを調べたところ、各グループとも、光にさらされた時間帯を中心に一二時間行動が活発になり、その後の一二時間は活動が鈍くなったという。つまり、約半世紀・一三〇〇世代も暗闇で生きていても、体内時計は失われていなかったのだ。ショウジョウバエは遺伝子の七〇％がヒトと同じで、生きるための仕組みや組織の多くが共通している。

人類の一三〇〇世代前と言えば、旧石器時代の終わり頃にまでさかのぼる。つまりこの実験は、約三万～四万年前に洞窟に入って一三〇〇世代を経た後、現代になって初めて太陽の光を浴びたのと同じ状況だ。

今福名誉教授は「生物の本質にかかわる活動リズムが想像以上に強固なものだった」とコメントしているが、そう考えると、サーカディアンリズムの重要性を再認識させられる。

一日二四時間周期の体内リズムは、生命三八億年の歴史の中で、決して失われることなく脈々と受け継がれてきた「生き延びるためのシステム」だ。僕たちはただ、そのシステムに従って生きるだけで、健康に生きることができる。肥満も、メタボリックシンドロームも、うつや自殺率の急増も、「そのシステムから逸脱しているぞ」という遺伝子からの警告なのかもしれない。

白夜の国の工夫

では、白夜の国の人々は健康を維持できないのだろうか？

地域によっても異なるが、北極に近いフィンランドやノルウェーなどの国では、夏の間は太陽が沈まない白夜、秋から冬にかけては太陽が昇らない極夜という極端な環境だ。そのため、実際に心や身体のバランスを崩す人がとても多い。そのため、体内リズムを整えるさまざまな工夫をしているそうだ。

基本は、たとえ太陽が沈まなくても決まった時間に眠り、決まった時間に起きる。そして、朝の光はしっかり浴びる。こうした生活リズムに関する意識は、普通に昼と夜が一二時間ずつ訪れる国で暮らす僕たちより、むしろずっと高いと言えるだろう。

極地の国ならではの工夫もいろいろとある。たとえば、極夜の時期には、なんとコンビニの照明の六倍もの明るさの「目覚ましライト」を使うこともあるそうだ。

また、サウナはもともとフィンランドで生まれた「自然健康法」で、ほとんどの家にはサウナがある。そして、白夜の時期には、早めに仕事を終わらせてサウナに入ってくつろぎ、一日の疲れをとる。知人を夕食に招くときは必ずサウナにも招待するし、クリスマスにはクリスマスサウナといって、家族全員でサウナに入る習慣もある。もともと厳しい寒さと労働の疲れを癒《いや》す知恵として発達したが、発汗することは、運動と同じように乱れた体内リズムを整える効果もありそうだ。

しかし、白夜の国でも、動物たちは感心するほど普通に暮らしている。昼行性の動物は夜になると眠るし、夜行性の動物は夜になると活発に活動し始める。もちろん、生物の環境適応能力が働いているに違いない。しかし、先ほどの一三〇〇世代にわたって暗闇で暮らしたショウジョウバエの実験でもわかるように、やはり生物の中にある体内時計のリズムは、僕たちが考える以上に強固なシステムと言えるだろう。

体内時計は温度に左右されない

生物の中には、一定期間覚醒しないというリズムを持つものもいる。冬眠するクマやリスなどがそうだ。彼らは、冬になって環境温度が下がると体温も低下し、冬眠に入る。しかし、環境温度が下がったからといって、彼らの体内時計がストップすることはない。むしろ、体温や呼吸、エネルギー消費を最小限にしていても生命を維持し、春になればムクムクと起き上がって活動できるのは、体内時計がキッチリ時を刻んでくれているおかげなのだ。

実は、体内時計には、次のような三つの性質がある。

①二四時間周期のリズムを刻み続ける
②時刻を調整する（サーカディアンリズムのズレを微調整する）
③環境、特に温度に左右されず、リズミカルに時を刻む

このうち、「温度に左右されない」というのは、生物のシステムの中でも、自然界の現象の中でも、極めて特殊なことと言えるだろう。

なにしろ、あらゆる化学反応は温度が変われば遅くなったり速くなったりする。細胞分裂だって、温度が上がったり下がったりすれば、その影響を受ける。だが、もし温度に変化があったからといって、体内時計がその影響を受けて、いちいち一日二四時間が四八時間になったり、一二時間になったりしたら、体内の生理機能は大混乱に陥ってしまう。

そもそも体温や血圧、ホルモンも、上がっては下がる、下がっては上がる、増えては減る、減っては増えるといった、変動のリズムを維持することで、恒常性を保っている。寒くて体温が下がり、血管が収縮してしまっても、体内時計だけは影響されることなく一定の周期でリズムを刻み続けなければならない。

そこで、体内時計は「温度補償性」というシステムを持っている。

たとえば、冬眠をするクマは、冬眠中は体温も心拍もエネルギー代謝も最小限に低下させ、雪に埋もれた穴の中で眠っている。それでも、基本的な生理機能を維持するために、体内時計は止まることなく一定のリズムを刻んでいる。

体内時計の「温度補償性」は、氷河期さえも乗り越えるために獲得した生命の戦略だ。僕たちの中にもそのシステムは存在する。寒い朝もベッドから起き上がり、猛暑で寝苦しい夜もしっかり眠ろう。僕たちはその能力を持っているのだ。

腹時計は、きかん坊の子時計か？

悲しいこと、つらいことがあっても、時間が経てばお腹が空く。悲劇のヒロインになったつもりでも、お腹がグーッと鳴れば現実の世界に引き戻される。これがいわゆる腹時計というものだ。

では、腹時計はどこにあるのだろう。脳だろうか。お腹が鳴るということは胃や腸にあるのだろうか。

動物による実験では、脳にある親時計を破壊してサーカディアンリズムが消失してしまっても、毎日一定の時刻に食事を与えると、その食事時刻を中心とする一日二四時間周期のサーカディアンリズムがあらわれる。また、食事の時間が近づくと、まるでそれを予知したかのように活動性が高まり、ホルモンなどの内分泌も活発になる。

そこで最近では、胃腸や肝臓にある子時計は、脳の視交叉上核にある「親時計」ではなく、別の「親時計」によってコントロールされているのではないか、と考えられるようになってきた。

米国ハーバード大学の研究グループは、「もうひとつの親時計」として脳の「視交叉上核」の上にある「視床下部背内側核」をあげている。

時計遺伝子ビーマルワン（Bmal1）を破壊して睡眠や食事のリズムが消失してしまった

マウスによる実験で、親時計にビーマルワン（Bmal1）を組み込んでも食事のリズムは回復しないが、「視床下部背内側核」にビーマルワン（Bmal1）を組み込むと食事のリズムが回復したからだ。

この「もうひとつの親時計説」に関しては異論も多い。しかし少なくとも、腹時計が親時計の言うことをあまり聞かない、きかん坊な子時計だということだけは確かだ。

「食べる」というのは、生存に不可欠なシステムだ。災害に遭っても、病気になっても、悲しいこと、つらいことがあっても、しっかり食べられる者だけが、生き延びて子孫を残していけるのだ。

そういう意味で言えば、腹時計が少々きかん坊な人のほうが、生命力が強いとも言えるだろう。

ブルーライトはアンチエイジングの鍵《かぎ》

時計遺伝子は「時を刻む」以外にもさまざまな働きを持っている。

血糖値を上げる時計遺伝子、血圧を下げる時計遺伝子、がんを予防する時計遺伝子、眠たくなる時計遺伝子などが次々と発見され、そのメカニズムの解明が急がれる中、実は時計遺伝子が長寿遺伝子サーチュインと深い関係にあることもわかってきた。

サーカディアンリズムの乱れは、メタボリックシンドロームをはじめとするさまざまな病気の発症に影響を与える。一方、長寿遺伝子サーチュインも、メタボリックシンドロームやエネルギー代謝と深いかかわりがある。こうした一連の事実から、時計遺伝子と長寿遺伝子サーチュインの関係が明確になってきたのだ。

たとえば、奈良先端科学技術大学院大学の中畑泰和助教は、サーカディアンリズムを整えることで長寿遺伝子サーチュインのスイッチがオンになり、メタボリックシンドロームの改善につながることを解明している。

また、サーカディアンリズムを作るには、時計遺伝子クロック（Clock）が作る時計タンパクCLOCKと長寿遺伝子サーチュインの働きがもっとも重要であることや、長寿遺伝子サーチュインは、細胞のリズムを体内時計のリズムに変換し、増幅する装置として働いていることもわかってきた。実際、長寿遺伝子サーチュインを壊してしまうと、時計遺伝子の発現が乱れ、サーカディアンリズムが消失してしまう。

そこで最近では、長寿遺伝子サーチュインと時計遺伝子は、互いに協力してエイジングをコントロールしているのではないかと考えられるようになってきた。

規則正しいサーカディアンリズムが、長寿遺伝子サーチュインのスイッチをオンにするとすれば、ブルーライトを浴びる量やタイミングをコントロールすることで、アンチエイジングが実現するかもしれない。

現在、アンチエイジング医学の世界で認められているアンチエイジング法は、「運動」「腹八分の食事＝カロリーリストリクション」「ごきげんに生きる」の三つだ。

今や、「長生きだから、ごきげんになる」だけではなく、「ごきげんだから、長生きする」のは世界中の科学者が認める事実だ。ブルーライトをしっかり浴びてサーカディアンリズムを整えることは、メタボリックシンドロームを防ぎ、うつ状態や睡眠障害を防いで前向きに生きるための基本だ。つまり、「ごきげん」の基本である。そのため、「ブルーライト制御」はアンチエイジング医学の世界でもますます注目度を高めている。

第四章　ブルーライトと健康

明るさは豊かさの象徴か？

もし、夜行性か昼行性か、今から選べるとしたら、あなたはどちらを選ぶだろう。

地上で暮らす生物の多くは昼行性だが、体内時計さえ持っていれば、本当はどちらだって生きていける。実際、天敵が眠っている夜に活動するため、夜行性を選んだ動物もいるし、夜眠っている小動物を食べるため、わざわざ夜行性を選んだ動物もいる。

夜行性の動物は、食糧（栄養）を確保し、天敵から身を守るのに都合のよいほうを選んだだけなのだ。

ただし、夜行性の生物の多くは光が苦手だ。光を浴びただけで死んでしまうものさえいる。その分、暗闇でも活発に活動できるよう、超音波を感知する能力や、嗅覚《きゅうかく》、聴覚などを発達させている。

一方、昼行性の生物は光が大好きだ。光合成をする植物は生長の過程で、太陽の光をいっぱいに浴びようと、茎の先端を日のあたるほうへ伸ばしていこうとする。

僕たちヒトは、哺乳類としての夜行性の歴史もあり、暗いところでもある程度モノを見ることができる。しかし、暗いところでモノを見ようとすること自体、ノーストレスではない。たとえば、赤ちゃんが熱を出していないかどうか顔色で判断する能力を持っていても、暗闇の中では色をうまく見分けることができず、役に立たない。

そのためだろうか、ヒトはこれまで、環境をより明るく照らすことばかり考えてきた。また、ヒトにとって明るさは「豊かさの象徴」でもある。

米国エール大学の研究グループが、宇宙から撮影した衛星写真で人工光の分布を調べたところ、経済成長や貧困、国民の健康状態や環境と、その地域の夜間の明るさには明らかな相関関係があったそうだ。

明かりの少ない暗い国では、犯罪も起こりやすくなる。ヒトにとって明るさは、「安全と安心」の証《あかし》でもあるのだ。

しかし、大量の人工光に覆われた都市では、もはや太古の昔に人類が見ていたような満天の星は見えない。そして僕たちだけでなく多くの生物のサーカディアンリズムを乱し、生態系にまで影響を与えようとしている。

光で迷子になる生き物たち

都会の夜は、どこか不自然に明るい。夜だというのに空に白い雲が浮かんで見えたり、空がピンクやオレンジに染まって見えたりすることがある。そのため、渡り鳥がルートを誤って目的地にたどり着けないというような悲劇も増えている。

渡り鳥の場合、太陽の光で自分の位置や方角を知ったり、夜空の星の配置を覚えることで、大陸間を正しい方向に飛んでいる。ところが、夜も明るい空やガラスに反射する光のせいで鳥たちは方向感覚を狂わせてしまう。そのため、迷鳥になったりガラスに激突して死んでしまう鳥は、年間数億羽とも十数億羽とも言われている。

また、せっかく孵化《ふか》したウミガメが、海岸線の明かりを月明かりと間違えて海と反対方向に進んでしまうケースも増えている。

近年、こうした「光害」に対するさまざまな施策が講じられるようになってきた。日本でも、一九九八年に環境庁（現・環境省）が不適切な照明による天体観測、動植物の生育などへの影響を防ぎ、良好な照明環境や地球温暖化防止を目的とした「光害対策ガイドライン」を策定。さらに二〇〇〇年には地方公共団体が「地域照明環境計画」を作る際のポイントをまとめた「地域照明環境計画策定マニュアル」も策定されている。

光害対策は、照明を「消す」「撤去する」だけが適切な対応策ではない。必要な場所に、必要なだけの適切な明かりを確保した上で、ムダな光をカットしていくことが重要だろう。たとえば、街灯だって三六〇度全方向に明かりを照射する必要はない。足元など、必要な部分だけが照らされるような照明器具を使うだけでも、夜空へのムダな光がかなり抑えられるはずだ。

その実例として近年話題になったのは、東京スカイツリーのLED照明だろう。

東京スカイツリーはオールLEDでライトアップされているが、配光角二度の超狭角投光器を開発して頂上の塔から夜空に照射される光を最小限に抑制する工夫をしている。また、胴体部をライトアップする光が周辺住民に対して光害にならないよう、敷地外への光漏れをコントロールしたり、下から見上げてもまぶしくない器具を開発している。

こうした配慮は、省電力にもつながる。

日本は高度経済成長期の大気汚染、水質汚濁、土壌汚染などによって、四大公害病を経験し、多くの自然も失ってきたが、その後の努力で少しずつ自然環境を取り戻し、世界がお手本とする公害対策の先進国となっている。汚染された河川に清らかな流れや自然な生態系を取り戻してきたように、明るくなった夜空に星を取り戻すことだってできるはずだ。

そのためにも、まずは僕たち一人ひとりがムダな照明をカットするという意識を持ち、工夫していくことが大切だろう。

僕たちのほんの小さな工夫が、一〇〇個、一〇〇〇個、一万個と集まれば、いつかは都会の空にも昔のような満天の星を取り戻せるかもしれない。

コンビニの光は光害か、オアシスか?

明るい光に向かって飛んでいく鳥や昆虫たちと同じで、ヒトも夜に明るい光を見ると、つい引き寄せられてしまう。コンビニの明るさには、そうした集客力や購買意欲をそそる狙《ねら》いがあることは、今やほとんどの人が知っているだろう。

「スナック菓子やケーキは太るから買わないぞ!」と思っていても、あの明るい照明の中にいると「ついうっかり買ってしまう」なんてことはないだろうか? 明るい光には集客力や食料品をより美味しく見せる力があるだけでなく、交感神経を刺激して気分を高揚させる力がある。また、集客力がある一方で、「深夜に青少年がたむろする場所になる」ことを懸念する声もある。

省エネのため白色ＬＥＤ照明に切り替える店舗も増えているため、立ち寄った人のサーカディアンリズムを乱す可能性は今後ますます高まっていくだろう。

ところが、コンビニの「必要以上に明るい光」については、今のところ賛否両論だ。

いつでも食べ物や日用品を調達できるコンビニは、今や二四時間社会のライフラインのような存在であり、深夜まで働く人にとってのオアシスでもある。個人的には、健康のためにも、夜空への光害を減らすためにも、できればもう少し明るさを抑えて欲しいと思うが、「暗い夜道で煌々《こうこう》と明るい光を放つコンビニを発見すると、なぜかホッとする」という気持ちもわからないではない。

実際、二五〇〇ルクス以上の高照度の光には、うつ状態や睡眠障害の改善効果があることは実証されていて、医療の世界では二五〇〇〜一万ルクスの高照度光を照射する「光療法（高照度光照射療法）」がひとつの治療法として確立されている。コンビニに行くと元気になる気がするのも、もしかすると光療法のような効果があるせいかもしれないのだ。

また、ブルーライトの明るい光が犯罪抑止力になるという説もある。その根拠となっているのは、英国グラスゴーのブキャナン通りでの実話だ。

ブキャナン通りの街灯は、ずっとオレンジ色だった。ところが、景観改善を目的に青色の照明に変えたところ、犯罪が激減したというのである。以来、青色の照明には、ヒトの気持ちを落ち着かせる効果があるとされ、日本でも「防犯灯」として設置する地域も増えている。

ブルーライトの犯罪抑止効果は科学的に証明されているわけではないが、「光療法」でも実証されているように、ブルーライトの明るい光が心や行動に変化をもたらす可能性があることは確かだろう。

コンビニの明るい光は、光害か？　都会のオアシスか？　そのジャッジは、今のところ利用する人の判断にゆだねられている。

サーカディアンリズムを正常に保って健康を維持するためには、夜はできるだけブルーライトを浴びずに過ごすのが理想だが、夜間勤務の多いタイムシフトワーカーなど、それが不可能な仕事についている人はますます増えている。コンビニで働いている人だってそうだ。そういう人たちがどうすれば健康を維持していけるのかということも含め、今後のさらなる研究が待たれる。

ブルーライトで自殺者が減る⁉

「駅のホームの照明を青色ＬＥＤ照明にすると、自殺者が減少する」という報告もある。研究を行ったのは、東京大学経済学部の澤田康幸教授らの研究グループだ。首都圏の計七一駅で二〇〇〇～二〇一〇年に発生した飛び込み自殺の件数を解析した結果、ホームからの飛び込み自殺の全件数は一二八件だったが、ホームに青色ＬＥＤ照明を設置した一一駅では、設置後の自殺は昼間の一件のみで、照明を点灯させた夜間は〇件と明らかな効果が見られた。そこで、利用者数など駅の特性を考慮して試算した結果、ホームからの飛び込み自殺は、照明設置後に平均で約八四％低下していたそうだ。

また、ＪＲ西日本が踏み切りに青色ＬＥＤを使った照明灯を導入したところ、その設置エリアでは自殺が設置前の四年間で一〇件程度あったが、設置後の約二年間では一件だけに減少したという報告もある。

自殺や犯罪の防止は世界が抱える大きな課題のひとつだ。特に自殺は日本やアメリカなどの先進国で多く、近年、自殺予防が心理学や精神医学の分野の重要な課題のひとつになっている。

現在、国土交通省では駅のホームに転落防止のための「ホームドア」を設置するよう推奨しているが、一駅あたり数億～十数億円もかかる上、重量が重くホーム自体の補強が必要な駅も多いことから、なかなか導入が進んでいない。青色LED照明を設置するだけで自殺防止が可能になるなら、こんなに素晴らしいことはないだろう。

ただ、有効であることが有力視されるのはイルミネーションなどに使用される青色LED照明で、一般の照明に使用される白色LED照明と違い、光の成分のほとんどがブルーライトだ。そのため、目やサーカディアンリズムへの影響は、白色LED照明よりも大きいと考えられる。街路や駅のような公共の場に設置した場合、自殺願望のない一般の人々の目やサーカディアンリズムに影響はないのか、というのが非常に気になるところだ。

なぜ、ブルーライトを浴びると自殺に対して抑止力があるのかということも含め、今後のさらなる研究に期待したい。

「毎日規則正しく」の本当の理由

毎日規則正しく。子供の頃から耳にタコができるほど聞かされてきた言葉だ。僕自身、両親や学校の先生からしょっちゅう聞かされ、大人になってからは、今度は自分が患者さんに言う立場になった。

しかし、「毎日規則正しく」の科学的根拠が解明されたのは、つい最近のことである。時計遺伝子が発見され、体内リズムと健康との関係が証明されることで、ようやく分子レベルでの解明が進むようになってきたのだ。

朝起きてしっかり太陽の光を浴びる。食事は決まった時間に食べる。夜更かししないで決まった時間に眠る。こうした規則正しい生活を繰り返すようになると、体内時計のリズムが正常化し、時計遺伝子の働きもよくなる。その結果、身体の機能が正しく働くようになり、さまざまな不調や病気の改善や予防にもつながる。

このメカニズムが最初に証明されたのは、一九九八年。ハムスターによる実験だった。

この実験は、生体リズムに異常があり寿命が短くなっているハムスターに、正しいサーカディアンリズムを保っている「親時計」を移植するというもので、その結果、ハムスターの生体リズムは正常になり、生活リズムも改善されて長生きすることがわかった。「親時計」を取り替えると、生体リズムだけでなく生活リズムまで改善されてしまうというところが、とても興味深い。

生体リズムや生活リズムが健康に及ぼす影響を示す研究報告は、その後も続々と発表されている。たとえば、二〇〇二年には、時計遺伝子パーツー（Per2）に異常のあるマウスは、通常のマウスよりがんの発症率が高いことが報告されている。次いで二〇〇七年には、生体リズムの乱れが原因で心不全になったマウスの時計遺伝子パーツー（Per2）とビーマルワン（Bmal1）を正常にした結果、わずか数日で心臓の収縮機能が回復したと報告されている。

二四時間社会の中で生きる多忙な現代人にとって、規則正しい生活を送るのは容易なことではないかもしれない。しかし、通常、メタボリックシンドロームやがんなどの治療にはかなりの時間を要する。また、メタボリックシンドロームの場合、複数の病気を同時に併発するケースがほとんどなので、高血圧、高コレステロール血症、糖尿病、心臓病など、何重にも病気のリスクを抱え、何種類もの治療薬を処方されている人も多い。

生活リズムを整えるだけで病気を予防でき、薬を使わず、手術もせずに病気の改善が可能になるならこんなに素晴らしいことはない。「毎日規則正しく」は、身体的・精神的・経済的負担を軽減し、医療費の削減を実現するための知恵でもあるのだ。

生活リズムが乱れると糖尿病になる⁉

サーカディアンリズムの乱れが健康に及ぼす影響が次々と明らかになる中、とりわけ注目されたもののひとつが、二〇〇五年に米科学誌「Science」誌上で発表された論文だろう。時計遺伝子クロック（Clock）に異常があるマウスは、成長とともにメタボリックシンドロームになってしまうというのである。

クロック（Clock）に異常のあるマウスは、当然のことながら、睡眠リズムや食事のリズムを作ることができない。しかし、マウスにあらわれた異常はそれだけではなかった。

わずか生後七～八ヵ月で高血圧や脂質異常症が見られるようになり、クロック

（Clock）に異常のない普通のマウスに比べて、中性脂肪は約二〇・六%、コレステロールは一五・六%高く、血糖値も二三・八%高かった。さらに、高脂肪食で育てた場合は、中性脂肪やコレステロール、血糖値の上昇がより大きくなり、糖尿病になってしまった。

サーカディアンリズムとメタボリックシンドロームの関係に関する研究は、ほかにも数多くある。

たとえば、日本大学の研究チームが二〇一一年に日本の医学誌「Medical Science Digest」に発表した報告では、ビーマルワン（Bmal1）が働かないよう遺伝子操作したマウスは、脂質異常症、高コレステロール血症、空腹時の血糖値の上昇や、各組織への著しい脂質蓄積が認められた。また、耐糖能の低下を生じ、インスリン分泌不全も認められている。

同様の研究はヒトでも行われている。

二〇一二年、米国ボストンのブリガム・アンド・ウイメンズ病院の研究グループが米科学誌「Science Translational Medicine」に発表した論文によれば、研究グループはまず、健康な成人の男女二一名に、五週間以上自宅で一日一〇時間の睡眠をとってもらい、その後研究所に滞在してもらって睡眠サイクル、食生活、身体活動などをコントロールするという実験を行った。

研究所滞在中の最初の三週間は、二八時間あたり五・六時間だけ睡眠時間をとり、サーカディアンリズムが二八時間周期になるようコントロール。これは、一般的な夜間勤務のタイムシフトワーカーと同じ状況を人工的につくるためだ。その後、九日間にわたって再び一日の睡眠時間を一〇時間に戻し、正常なサーカディアンリズムに整えた。

その結果、睡眠が制限されている期間は、安静時の代謝が低下し、食後血糖値も上昇し、糖尿病の一歩手前の状態に達した。ところが、九日間たっぷり睡眠をとってもらうと、安静時の代謝は正常に戻り、血糖やインスリンもほぼ正常レベルに戻ったという。

この研究はあくまでも非日常的な環境で行われたものなので、僕たちが暮らす普通の環境の中でまったく同じ現象が起こるかと言えば、そこには十分に議論の余地があるだろう。少なくとも、この実験期間中、被験者は隔離された環境の中にいたため、誰も運動をしていない。このことが結果に大きく影響した可能性も考えられる。

しかし、マウスによる実験では、時計遺伝子ビーマルワン（Bmal1）に異常がある場合だけでなく、時計遺伝子クロック（Clock）に異常がある場合も、インスリンの分泌が減少して糖尿病になることがわかっている。また、時計遺伝子クライ（Cry）に異常があると、インスリン感受性が低下することもわかっている。これは、前述のヒトでの実験結果とピッタリ符合する。つまり、サーカディアンリズムの乱れは糖尿病へと直結しているのだ。

そうならないためには、生活リズムを乱さないこと、乱れた生活リズムはできるだけ早く改善することだ。どうしても無理なときは、せめて朝の光を浴びたり、食事や運動の工夫で糖尿病のリスクが最小限に抑えられるようにしたい。

夜遅くまで明るい光の中で過ごした上に、夜食やお菓子を食べ、ほとんど運動もしないような生活を送っていては、糖尿病に向かってまっしぐらだ。

夜遅く食べると太る理由

時計遺伝子の解明が進むことで、なぜ、サーカディアンリズムを保つと健康を維持できるのか、その仕組みも徐々に明らかになりつつある。

すでにお話ししたように、時計遺伝子は時計タンパクを合成したり、合成を抑制したりして、細胞内で潮の満ち引きのような状態を作ることで、一日二四時間周期のリズムを刻んでいる。多くの時計タンパクは昼間に増え、夜は減るのだが、肥満と深い関係のある時計遺伝子ビーマルワン（Bmal1）が作る時計タンパク・ビーマルワン（BMAL1）はその逆で、昼間は減り、夜になると増える。そして、脂肪を作ってため込むための酵素を増やし、脂肪を分解する酵素を減らすように働く。そのため、夜に食べると、食べたものがみんな脂肪細胞に蓄積されてしまうというわけだ。

食糧難や飢餓と闘ってきた人類にとって、夜中にできるだけ多くの脂肪を蓄積しておくことは、生き延びるための重要な条件だった。そこで、こんな仕組みが作られたのだろう。

時計タンパク・ビーマルワン（BMAL1）がもっとも増える時間帯は、二二時～二時。もっとも減少するのが一〇時～一四時だ。そのため、二二時以降に食べると一番太りやすく、一〇～一四時が一番太りにくいと言えるだろう。

もし、朝日をしっかり浴びずにサーカディアンリズムが乱れると、いつが太りやすい時間なのかもわからなくなる。「いつ食べても太る」なんてことにもなりかねない。朝はブルーライトをしっかり浴びて、夜はできるだけ早く食事をすませよう！

夜に光を浴びると、食べなくても太る？

夜遅くに食べると太るのは、食べてすぐに寝るからだと思っている人が多いのではないだろうか。ところが、夜遅くまで起きていたり、夜中までスマホやパソコンを使っているだけで、夜遅い時間に食べているわけでもないのに、太りやすくなるという不思議な現象が起こることがある。

実は最近の研究で、時計遺伝子が体内時計のリズムを刻む仕組み「コアループ」（八九頁参照）と連結し、サーカディアンリズムに大きな影響を与えている「第二のループ」が存在することがわかってきた。

「第二のループ」を仕切っているのは、レブアーブα（REV-ERB-α）とレブアーブβ（REV-ERB-β）と呼ばれるタンパク質の一種で、細胞内でホルモンと結びつくことで、脂質やタンパク質の代謝、脂肪の生産、貯蔵といった代謝システムをコントロールしている。いわば、「代謝システムの裏番長」のような存在だ。

ところが、これらはクロック（Clock）やビーマルワン（Bmal1）を制御する働きも持っていて、時計遺伝子の「コアループ」と連結し、互いにシグナルを送り合って、サーカディアンリズムに大きな影響を与えていることがわかってきた。つまり、「時を刻むシステム」と「代謝機構をコントロールするシステム」が連携してサーカディアンリズムを調整していたのだ。

実際、レブアーブα遺伝子（Rev-erb-α）が欠損して代謝が悪くなっているマウスは、サーカディアンリズムも乱れてしまうし、クロック（Clock）やビーマルワン（Bmal1）などの時計遺伝子がうまく働かず、サーカディアンリズムが乱れてしまうと、レブアーブα（REV-ERB-α）がコントロールしている脂質代謝や脂肪生産、蓄積といったシステムに悪影響が出る。

本来、「コアループ」と「第二のループ」は、サーカディアンリズムをより強固なものにするために連携していたわけだが、昼夜逆転した生活リズムを続けたり、夜寝る直前までスマホやパソコンから放たれるブルーライトを浴びていると、この二つのループの連携作業に乱れや誤作動が生じる。

すると、「夜遅い時間に食べているわけでも、高脂肪食を食べているわけでもないのに太りやすい」という不思議な現象が起こりやすくなる。夜遅くまで起きていて、さらに食べてしまったら、なおさら太ってしまうだろう。

豆電球も太る原因になる

夜に明るすぎる照明の中で過ごしたり、睡眠前にＬＥＤ液晶ディスプレイの画面を見つめていると、それだけでも太りやすくなる。こうした「光と肥満の関係」は、もうおわかりいただけただろう。

実は、奈良県立医科大学の大林賢史特任助教らの研究グループの調査で、豆電球程度の明るさでも、照明をつけっぱなしにして眠ると肥満の原因になりうることがわかってきた。

この調査は二〇一〇年九月〜二〇一二年四月、奈良県内の高齢者五二八人を対象にしたもので、自宅の寝室や居間に二日間センサーを設置し、照度や室温の測定が行われた。

その結果、ほぼ真っ暗な状態＝照度三ルクス未満で眠っていた三八三人のうち、肥満の程度を表す体格指数ＢＭＩが二五以上の「肥満」だった人は六八人。豆電球程度の明るさ

＝照度約九ルクスで眠っていた一四五人のうち、ＢＭＩが二五以上だった人は三九人。豆電球程度の明るさで寝ていた人は、ほぼ真っ暗な状態で眠っていた人より肥満の割合が一・九倍も多く、中性脂肪が高いなどの脂質異常症は一・七倍だったそうだ。

大林特任助教らの研究では、高齢者の約三割の人が九ルクス以上の明かりで眠っていたわけだが、明るすぎる照明にすっかり慣れきっている若い層には、むしろ真っ暗闇では眠れないという人も少なくない。また、ネオンや街灯が多い都会で暮らす人は、窓に遮光カーテンを使用しない限り、九ルクス未満を実現するのは難しいだろう。現代に生きる僕たちが暗闇の中で眠ろうとすると、かなりの努力が必要なのだ。

ちなみに、月明かりは一ルクス以下。もしかすると、地球上の生き物に許されている夜間の光は、月や星の明かりだけなのかもしれない。

骨がもろい若者が急増中⁉

日本における六五歳以上の人の寝たきりの原因は、第一位が脳卒中、第二位が認知症、第三位が高齢による衰弱・老衰、そして第四位が骨折や転倒によるものだ。女性の場合、閉経とともに骨密度が急速に低下して骨粗鬆症《こつそしょうしょう》が急増するが、女性より骨粗鬆症が少ない男性でさえ、七五歳以上になると骨粗鬆症などによる骨折・転倒のリスクが高まる。

また、骨粗鬆症などによって寝たきりになると、認知症になるリスクが急上昇することや、脳卒中になると骨密度が低下することがわかっている。

そのため、いつまでも介護の必要なく自立した人生を楽しむためには、そして、健康で長生きするためには、丈夫な骨を保つことも重要な条件のひとつと言えるだろう。

ところが、サーカディアンリズムの乱れは、骨粗鬆症のリスクを高める。

そもそも、骨は一日二四時間周期で新陳代謝が繰り返されている。日中は古くなった骨を破骨細胞が溶かす「骨吸収」が活発になり、夜暗くなると新たな骨が作られる「骨形成」が活発になる。そのバランスが保たれることで、骨量が一定に保たれる。

骨は「過形成」といって過剰に作られてもスカスカでもろくなるのだが、サーカディアンリズムが乱れると、過形成になりやすくなる。

実際、動物やヒトにおける骨・軟骨・歯などの「硬組織」の形成と骨吸収機構には明瞭なサーカディアンリズムが存在し、時計遺伝子が大きな影響を及ぼしていることがわかっている。

たとえば、硬組織系細胞では、パーワン（Per1）、パーツー（Per2）、クロック（Clock）、ビーマルワン（Bmal1）が活発に活動している。そのため、クロック（Clock）に異常を起こしたマウスの硬組織形成リズムには破綻《はたん》が生じる。また、親時計である視交叉上核を破壊すると、行動のサーカディアンリズムのみならず、硬組織形成のサーカディアンリズムを完全に消失することもわかっている。

つまり、生活リズムを整え、朝はしっかりブルーライトを浴びてサーカディアンリズムを整えることが、骨を丈夫にすることにもつながるのだ。

骨量は二〇歳ぐらいまでは増加し、四〇歳くらいまでその数値が保たれるが、それ以降は少しずつ減少していく。また、女性の場合は閉経を迎えると、骨量がガクンと減少する。若い頃にできるだけ骨量を増やしておくこと、四〇歳を過ぎたらできるだけサーカディアンリズムを整えて骨量を減らさないようにすることが大切だ。

昼間外で駆け回って遊ぶ子供が減少し、若い世代の筋肉量の低下が懸念されているが、昼間も家の中でゲームをして遊び、夜もパソコンやスマホでブルーライトを大量に浴びるような生活をしていては、骨もどんどんもろくなってしまう。

子供の頃から「規則正しい生活」で太く丈夫な骨を作り、大人になっても「規則正しい生活」を維持して、骨量をできるだけ減らさないようにしよう。それが、将来寝たきりにならないための条件のひとつだ。

夜、眠っている子供に光をあててはいけない

僕たちヒトは、生まれる前、つまりお母さんのお腹の中にいるときからきちんと体内時計を刻んでいる。「妊娠中に規則正しい生活をしていないと、お腹の中の赤ちゃんの体内時計まで乱れる」とされているが、厳密に言えば、お母さんの生活リズムはお腹の中の赤ちゃんの体内時計に影響を与えるものの、親子でまったく同じ体内時計のリズムを刻んでいるわけではないようだ。

それが明らかになったのも最近で、二〇〇八年の東北大学の研究グループによる発見がきっかけだった。

研究グループは、妊娠中のラットを二四時間周期で昼と夜が訪れるように光を調節した

環境におき、本来ラットが食事をする夜にえさを与える「夜型」のグループと、明るい時間にえさを与える「昼型」のグループに分けて、それぞれのグループの母親ラットの体内時計とお腹の中の赤ちゃんラットの体内時計の変化を調査した。

すると、「昼型」のグループの母親ラットの体内時計は、食事時間の影響を受けず、「夜型」のままだったが、お腹の中の赤ちゃんラットの体内時計は、母親の食事時間に合わせて「昼型」に変化してしまったのだ。これは、お腹の中の赤ちゃんが、母親の体内時計に同調しているのではなく、栄養が入ってくる時間に合わせて自力で体内時計を刻んでいることを示唆している。

また、このようにして体内時計が狂ってしまった赤ちゃんラットも、生まれるとすぐに体内時計の乱れを調整して体内リズムを刻むようになることも確認されている。これは、お腹の中にいるときは食事の刺激で、生まれた後は光の刺激で体内時計を調節するようになるためと考えられる。

僕たちは、そのときの環境に合わせて、光と食事の刺激によって体内時計を刻んでいる。しかし、赤ちゃんラットの例を見る限り、もし、光と食事の刺激のタイミングがバラバラで、食事に合わせた生活リズムを送ったほうが健康でいられるなら、光刺激による脳の体内時計の指示を無視し、食事に合わせた独自の体内時計で時を刻む可能性もあるということだろう。

ただし、ヒトの赤ちゃんは生後二ヵ月くらいまでは一日の大半を眠って過ごすので、体内の生体リズムはあっても、二四時間周期のサーカディアンリズムはほとんど見られない。生後二ヵ月くらいから徐々にサーカディアンリズムがあらわれ始め、少しずつ体内時計の振幅が確かなものになり、体内時計のリズムが明確になるのは五〜六歳頃だ。

それまでは環境の変化によってサーカディアンリズムが狂いやすく、すると、成長ホルモンの分泌も不規則になってしまう。

子供の健全な成長を促すには、早寝早起きで十分な睡眠をとることが大切だ。

また、親も「夜中に明かりをつけて子供の寝顔を見る」というのは、気持ちはわかるができるだけ控えよう。ベッドサイドのわずかな光でも、子供の体内時計を乱れさせてしまいかねない。子供の寝室の環境は、大人以上に大切なのだ。

中高年の不調とメラトニン

ここで、もう一度睡眠を司るメラトニンについておさらいしてみたい。

メラトニンは睡眠を司るホルモンで、朝ブルーライトを浴びると分泌が抑制され、夜に暗くなると分泌が活発になる。また、夜に十分なメラトニンを分泌するには、日中しっかりとブルーライトを浴びる必要がある。

サーカディアンリズムは、このメラトニンによって「覚醒と睡眠」のリズムが作られることで整えられる。そのため、睡眠中に血中のメラトニン濃度が不足すると、良質な睡眠を得られない。

しかし最近、メラトニンは単にサーカディアンリズムを整える媒介となっているだけでなく、メラトニン自体も積極的に体内時計に働きかけて生体リズムを調整し、僕たちの健康に大きな影響をもたらしていることがわかってきた。

そのため、メラトニンが不足すると、がんのリスクが高まるだけでなく、自律神経の働きにも悪影響を及ぼす。

さらに、メラトニンが不足して良質な睡眠が得られなくなると、副腎からコルチゾールというホルモンが過剰に分泌されてしまう。

このコルチゾールは、糖代謝、タンパク質代謝、脂質代謝、さらに免疫機構とも深い関係があり、ストレスを受けたときに分泌されて炎症を緩和しようとする働きもある。逆に、過剰に分泌されるとむしろメタボリックシンドロームやうつ状態などの精神疾患をもたらすことで知られている。

メラトニン不足は、このコルチゾールの過剰な分泌を招くことになり、肥満や動脈硬化、糖尿病、うつ状態などを引き起こしてしまうのである。

ところが、メラトニンは加齢とともに分泌量が減少し、七〇歳を過ぎると若い頃のなんと一〇分の一に減少してしまう。高齢になると睡眠障害があらわれやすくなるのは、加齢のためにメラトニンの分泌量が減少することと、加齢によって水晶体が濁り、目の網膜にブルーライトが届かなくなってさらにメラトニンの分泌量が減るという、ダブルパンチによるものだったのだ。

そのため、分泌量がガクンと減少し始める四〇代からは、昼間にブルーライトをいかにしっかり浴びるか、逆に夜はいかに浴びないかが、メタボリックシンドロームやうつ状態を防ぎ、健康を維持するための重要なポイントになってくる。

中高年から増える「なんとなく疲れやすい」「だるい」といったいわゆる不定愁訴も、実はメラトニン不足が原因となっている場合がとても多いのだ。

ブルーライトとがんの関係

看護師や国際線の乗務員など、夜勤の多い人はがんになりやすい。これは、サーカディアンリズムの乱れが原因であると考えられてきたが、そのメカニズムについても、徐々に解明されつつある。時計遺伝子の異常が発がんの重要な原因であることがわかってきたのだ。

僕たちの身体は六〇兆個もの細胞でできていて、常に細胞分裂を繰り返している。そして、古い細胞は順次死滅して新しい細胞に入れ替わっている。ところが、何度も細胞分裂を繰り返していると、ミスコピーが生じて異常な細胞が生まれることがある。これが、がん細胞だ。

健康な人の身体の中でも毎日一〇〇〇個以上のがん細胞が作られている。だからといって即、がんを発症するわけではない。細胞には増えすぎたり、不要になったりすると自ら死を選ぶ「アポトーシス（細胞の自殺）」という機能が備わっているので、ほとんどはアポトーシスや免疫システムによって死んでしまうからだ。

ところが、なかにはアポトーシスせずに永遠に増殖し続けようとする「狂ったがん細胞」もある。するとがんを発症してしまうのだ。

さて、このがんの発症に深くかかわっているのが時計遺伝子だ。

たとえば、細胞分裂も周期的なリズムで繰り返されているので、時計遺伝子がリズミカルに時を刻んでくれないと、ミスコピーが生じやすくなる。また、アポトーシスしなくなる場合もある。

さらに、時計遺伝子は細胞分裂のタイミングを計ったり、ＤＮＡに異常がないかチェックしたり、異常な細胞は修復しろと指令を出したりする「細胞の監視役」を果たしているのではないか、という説もある。

いずれにせよ、時計遺伝子の「コアループ」を構成する六つの時計遺伝子（Clock、Bmal1、Per1、Per2、Cry1、Cry2）のどれかひとつに異常が起こっても、さまざまながんの原因となることがわかっている。

特に、パーツー（Per2）に異常がある場合は発がん率が高くなり、パーツー（Per2）が時計タンパクを大量に作っているがん細胞ほど、増殖しにくいということがわかっている。

また、興味深いことに、しっかり時計遺伝子が働いているがん細胞は、免疫システムの攻撃を受けて死滅しやすいという研究結果もある。

サーカディアンリズムを正常に保つことは、時計遺伝子が正常に働く環境を作り、がんを予防することにつながる。

ブルーライトとがんの直接的な関係については解明されていないが、サーカディアンリズムに影響を与えることによって、間接的に発がんやがん予防にかかわっている可能性は十分にあるだろう。

ブルーライトがうつや認知症を防ぐ？

メラトニン不足で睡眠の質が低下したり、サーカディアンリズムが乱れてくると、うつや認知症になりやすい。そのため、朝や昼間にブルーライトをしっかり浴びることで、認知症予防になるのではないかと考えられていたのだが、二〇〇八年、ついにブルーライトを浴びることで認知症の進行を防げるという研究結果が報告された。

研究を行ったのは、オランダ国立神経科学研究所の研究グループで、研究対象となったのは、高齢者用のグループホームに住む一八九人。平均年齢八五・八歳で、その約九割が認知症だった。

研究グループは彼らをいくつかのグループに分け、明るい照明とメラトニンのサプリメントを最大三・五年間使用してもらい、その後の健康効果を評価することにした。

この場合の明るい照明とは一〇〇〇ルクスの照明で、対照群は三〇〇ルクス。照明は毎日九時から一八時に点灯された。メラトニンは毎夕二・五ミリグラムで、対照群にはメラトニンが含まれない偽薬が用いられた。

その結果、メラトニンだけを使用したグループは、睡眠パターンが改善されたものの、引きこもりがちになり、情緒が不安定になる傾向が見られた。

ところが、明るい照明だけを試したグループは、認知機能の劣化が五％遅くなり、うつ

明るさの目安	照度（lx）
・晴天時の雪山・真夏の海岸	>100,000
・晴天昼太陽光	100,000
・晴天午前 10 時太陽光	65,000
・晴天午前 10 時屋内太陽光	31,000
・晴天午前 10 時屋内日陰	2,200
・曇天昼太陽光	32,000
・曇天午前 10 時太陽光	25,000
・実験室（蛍光灯点灯時）	1,100
・コンビニ店内	900〜2000
・パソコン前（卓上ライト点灯時）	〜600
・百貨店売場	500〜700
・蛍光灯照明下室内（事務所等）	400〜500
・夜のアーケード	150〜200
・街灯下	50〜100
・ロウソク（20cm 離れた場合）	10〜15
・物陰（机の下など）	5

表１　日常生活における照度

症状が一九％減少。身体機能の低下も、五三％減少した。一方、メラトニンと明るい照明の両方を試したグループは、攻撃的な振る舞いが九％減少し、情緒も安定したという。

この結果を見る限り、メラトニンの摂取は睡眠障害の改善には効果的だが、認知症を予防するには、昼間明るい光を浴びるほうがずっと効果的であることがわかる。また、うつには明るい光のほうが圧倒的に効果的なようだ。

また、医療として行われる光療法では少なくとも二五〇〇ルクスを照射するが、一〇〇〇ルクスの明るさでも、昼間にずっと浴びていれば十分に効果があるようだ。ちなみに、一〇〇〇ルクスというのは、通常の家庭の照明よりかなり明るめである。ちょうどコンビニくらいの明るさだと考えられる。それでも、この実験においては明るい照明を長期間点灯することによる悪影響は見られなかったそうだ。おそらく、加齢による水晶体の濁りで目の網膜へのブルーライト到達率がかなり減少していたため、「明るすぎる」くらいでちょうどよかったのかもしれない。

みなさんも、暗い気分のとき、集中力が落ちているときは、照明をちょっと明るめにするといいかもしれない。ただし、それは昼間に限る。心を安定させるためにも、昼夜のメリハリが大切なのだ。

良質な睡眠でホルモン分泌も活発になる！

夜寝る前にブルーライトを浴びるとメラトニンの分泌が抑制されるだけでなく、健康を支えるさまざまなホルモンの分泌リズムも乱れてしまう。

たとえば、睡眠時には自律神経の副交感神経が働き細動脈が弛緩《しかん》し、成長ホルモンやプロラクチンといったホルモンが身体のすみずみに運ばれる。

成長ホルモンは、身体の成長、傷ついた細胞の修復、疲労回復などの役割を果たすことから、「老化予防ホルモン」とも呼ばれるホルモンで、眠っている間、特に睡眠初期のノンレム睡眠時に最大の分泌量を示す。ところが、自律神経が乱れて成長ホルモンが十分に分泌されないと、細胞が十分に修復されず、老化の原因になってしまう。

また、母親の母乳分泌を促進するホルモンとして知られるプロラクチンの分泌リズムも狂う。プロラクチンは、ストレス耐性の増加、細胞修復の作用もあるため、これが十分に分泌されないと、「一晩眠っても疲れがとれない」ということになりかねない。その結果、身体や心にさまざまな影響が出てしまう。

これらのホルモンをしっかり分泌するためにも、良質な睡眠をちゃんととる必要があるのだ。

朝起きられないのは、遺伝的な問題か？

よく、「朝起きられないのは、怠け者だからだ」とか「気持ちがたるんでいる」「夜遊びしすぎでは？」などと言われるが、そうとも限らないことがわかっている。

二〇〇一年に米国ユタ大学の研究グループによって、朝日が昇る前に起きて、夜一九時頃には眠るといった「極端に朝型」の生活スタイルを維持している家系にだけ存在する時計遺伝子パーツー（Per2）の変異型が発見されたのだ。

そのほぼ同時期に、埼玉医科大学の研究グループが、「極端な夜型生活」を送る人は時計遺伝子パースリー（Per3）に異常があることも発見している。

二〇〇三年には、イギリスの研究者によって朝型の人はパースリー（Per3）が長く、夜型の人は短いことを発見。

さらに、二〇〇九年、ユタ大学の研究グループが、短時間の睡眠パターンを持つ人の中に、デックツー（Dec2）という時計遺伝子を発見。これを持っている人は、一日約六時間程度の睡眠で十分だと感じていた。

つまり、一杯のコーヒーで眠れなくなる人もいれば、そうでない人もいるように、同じようにブルーライトを浴びても、メラトニンが抑制されて覚醒する程度には、個人差があることがわかったのだ。

これらの発見は、睡眠が生活リズムや睡眠環境などといった外因的なものだけでなく、遺伝子の影響も受けていることを示している。つまり、意志の力だけではどうにもならない場合もあった、というわけだ。

このことを知って、「自分が悪いわけではなかったのか」と、ちょっとホッとする人もいるだろう。しかし、だとすれば自分の力で睡眠リズムを調整し、健康を保つことが難しいということになる。

医学の世界では、睡眠・覚醒の時間帯が早まってしまうことによる睡眠障害を「睡眠相前進症候群」、遅くなることによるものを「睡眠相後退症候群」と呼び、治療を要する場合もある。

たとえば、通常、体温や血圧は朝になると上昇し始め、夕方から夜にかけて下がっていく。しかし、「極端に朝型」の人はまだ暗いうちから上昇し始め、夕方にはすっかり下がってしまう。「極端に夜型」の人はその逆で、朝日が昇って「さあ働こう」という頃に体温も血圧もすっかり下がっていて、「やる気が出ない」「集中できない」「思うように身体が動かない」ということになってしまう。

また、「極端に朝型」の人はどちらかと言えば高血圧気味の場合が多く、「極端に夜型」の人は低血圧気味で消極的な性格、胃腸が弱い傾向にあると言われているのだ。

しかし、あきらめることはない。遺伝子の影響であっても、生活を工夫することで少しずつ睡眠のパターンを変えていくことは可能だ。ただし、いきなり大幅に変えるとかえって体内リズムを乱してしまうかもしれないので、三〇分ずつ眠る時間をずらすといった長期計画が必要だろう。

また、メラトニンをサプリメントで補って、睡眠時間を調整するという方法もある。メラトニンのサプリメントは日本では市販されていないが、専門の医療機関で処方してもらえる。

また最近では、メラトニン受容体MT1／MT2に作用して睡眠へと誘導する、まったく新しいタイプの睡眠導入剤ラメルテオンも登場している。

近年、メラトニンはMT1／MT2という受容体にシグナルが送られることによって分泌されることがわかってきたが、ラメルテオンは、その働きを活発にする新薬として、世界に先駆けて日本の製薬企業が開発したものだ。メラトニン受容体を刺激してメラトニン分泌を誘導するだけなので、従来の睡眠剤に比べて副作用などは少ないと言われている。

服用してから入眠までの時間には個人差があるが、ベッドに入っても一時間くらい眠れない人がいるとすれば、その時間を短縮してスムーズな眠りにいざなう「副作用の少ない睡眠剤」として非常に期待されているので、気になる方はぜひ専門医に相談するといいだろう。

睡眠時間や睡眠パターンが健康に与える影響はとても大きい。そのため、睡眠パターンを変えるときやこのような薬剤を使用するときは、できるだけ慎重に少しずつ睡眠パターンを改善していくことが大切だ。焦りや性急な改善策はストレスの原因にもなるので、ゆったりとした気持ちで計画的に改善していこう。

もちろん、通常の社会生活に適応するのが苦手なだけなのに、「自分はそういう遺伝子なのだから仕方ない」と勝手に自己診断したり、開き直って生活習慣を改善しようとしないのはよくない。

夜型の人より朝型の人のほうが、バランスのとれた食事をしているケースが多く、夜型の人ほど夕食に脂っこいものを食べる傾向がある、というデータもあるので、まずは食事から見直してみてもいいだろう。

サーカディアンリズムは、すぐには改善されない？

病気の発症は、一日二四時間のサーカディアンリズムだけでなく、春・夏・秋・冬という季節を繰り返す一年のリズムも関係していることがかなり以前から知られてきた。たとえば、心血管疾患は二月頃が多いし、冬季うつ病のように、冬にかかりやすい精神疾患も多い。

今ではこれが、生物の体内時計の中に、地球の自転に合わせた一日二四時間周期のサーカディアンリズムのほかにも、地球の公転に合わせた一年三六五日周期という、大きな振り幅のリズムが組み込まれているためだと考えられている。

そのため、乱れた体内時計を整えるには、たった一度だけ朝に太陽の光を浴びればよいというものではなく、一週間、一ヵ月、あるいは一年といった長期的な周期をトータルで調整していくことが大切になってくる。特に、ずっと乱れた生活リズムで過ごしてきた人の場合、ひと晩ぐっすり眠って朝太陽を浴びたくらいでは、なかなか体内リズムは整わない。長ければ数ヵ月間かかると言われているくらいだ。
また、病気を防ぐためには、ただ単に長時間眠ればいいというわけではない。

睡眠には脳を休めるための深い眠り「ノンレム睡眠」と、身体を休めるための浅い眠り「レム睡眠」がある。これは、眠っている間に外敵に襲われても対応できるように、身体と脳のどちらか一方ずつを順番に休ませるための仕組みで、睡眠中はノンレム睡眠とレム睡眠が一対となった約九〇分の周期がリズミカルに何回か繰り返される。こうすることで、交換神経と副交感神経が交互に働き、自律神経も整えられていくというわけだ。

　自律神経は、体温や心拍、ホルモン分泌といった身体の基本的な生理機能をどんなときでも維持できるよう、意志とは無関係に働く自動生命維持装置のようなものなので、自分の意志ではどうにもならない。そのため、毎日の良質な睡眠で、少しずつこの装置を整えることが大切なのだ。

　自律神経は親時計から子時計への指令を伝える役割も持っているので、自律神経が整えば、全身の体内時計の時刻を合わせてよりしっかりとしたサーカディアンリズムを作ることにもつながる。

体内時計は、時計遺伝子によって時計タンパクが合成されたり、合成が抑制されたりを繰り返すことによって、柱時計の振り子が揺れるようにして時を刻んでいる。振り子の揺れる幅が大きくても小さくても時を刻むことはできるが、より大きな振り幅で揺れたほうが、より力強く時を刻むことができる。

体内時計の振り子の振り幅を大きくして、より強い力で時を刻もう。そして、サーカディアンリズムをちょっとやそっとでは崩れない、より確かなものにしよう。そのためにも、良質な睡眠を得て自律神経を整えることが大切なのだ。

病気になる時間帯がある

病気には「発症しやすい時間帯」というものがある。これも、時計遺伝子の発見によって分子レベルで明らかになってきたことのひとつだ。

たとえ「突発的」に発症する病気でも、発症する部分の細胞には必ず時計遺伝子が存在する。そして、一日二四時間周期のリズムを刻んでいる。そのため、病気が発症する部位の「子時計」のリズムさえわかれば、発症する時間帯もある程度予測できるというわけだ。

たとえば、気管支は午前四時頃に一番狭くなるため、気管支炎や喘息は明け方に起きやすい。

また、朝起きてから午前中の前半くらいまでは、心臓の拍動数や血圧が急上昇する時間なので、心筋の負担が大きくなり、不整脈や狭心症になりやすい。脳梗塞も、動脈への負担が高まる午前中が多くなる。

突然死が多いのもこの時間帯だ。朝起き抜けにコップ一杯の水を飲むといいといわれるのも、起き抜けは水分不足で血液がドロドロになっている場合が多く、血栓ができやすいからだ。

また、昼から夕方にかけては病気の発症がもっとも少ない時間帯だが、体温や血圧がピークを迎えるので、交感神経が高まって緊張性の頭痛が増える。

夜になるとヒスタミンが多く分泌されるようになるので、かゆみや炎症、アレルギーなどが悪化しやすい。

胃潰瘍《いかいよう》や胸焼け、十二指腸潰瘍などのトラブルは、副交感神経が高まって胃酸が活発に分泌される深夜〇時以降に増える。そのため、深夜の暴飲暴食は厳禁だ。深夜は細胞が修

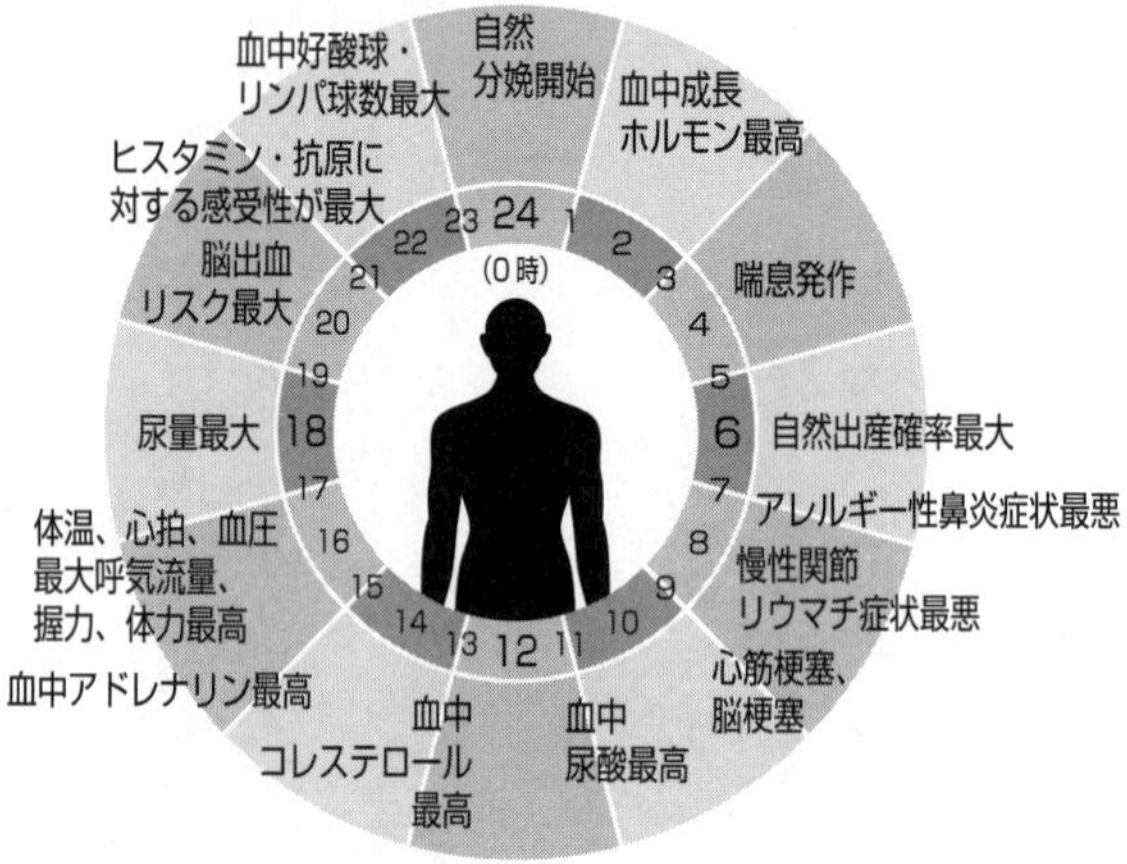

(Reinberg A et al. "Biological rhythms and Medicine" Springer-Verlag 1983より改編)

人間のさまざまな生理現象は24時間周期のリズムを持っており、1日の中で特定の生理現象や疾病が起こりやすい時間が決まっていることが知られている。

図14　体内時計が司る人間の身体

復を行う時間帯のため、がん細胞の分裂や増殖も活発になる。抗がん剤の投与は深夜以降に行うのが効果的と言われているのも、そのためだ。

このように、病気が発症する時間帯が予測できれば、予防策も見えてくるし、投薬のタイミングなど治療設計もしやすくなる。そこで、少し前からもっとも効果的でもっとも副作用の少ない時間に治療をする「時間治療」という考え方も登場してきた。

たとえば、先ほどお話しした抗

がん剤治療などは、夜中寝ているときに投与することで効果が上がる。抗がん剤は正常な細胞にもダメージを与えてしまうことが多いが、夜中は抗がん剤のダメージを受けにくい。そのため、夜なら通常より多めに抗がん剤を使用することもできるというわけだ。

ただし、日頃から乱れた生活リズムで暮らしていたり、夜もブルーライトを多く浴びるような生活をしていると、「子時計」のリズムも狂って時間治療をするのが難しくなる。よく「病気になって初めて生活習慣を変える気になった」という話を耳にするが、「遅すぎた」という残念な結果にならないためにも、やはり、日頃から規則正しい生活リズムを身につけておこう。

たった二回の採血で、体内時刻がわかる!

時計屋さんに行くと、数えきれないほどの時計が並んでいる。しかし、その時計の針がすべて同じ時刻を指しているかというと、必ずしもそうではなかったりする。ある時計は一二時なのに、隣の時計は一二時一五分だったり、極端な場合は六時なんてこともあるかもしれない。

生物の体内時計もそれと同じだ。たとえ規則正しい生活を送っていても、生活のスタイルや生活時間帯が違えば、体内時計が指す時刻にもズレが生じる。実際、体内時計が示す時刻には健康な人でも約五～六時間の幅でバラつきがあり、交代制で夜間勤務をしているタイムシフトワーカーの場合は約一〇～一二時間くらいの幅でバラつきがあると言われている。

たとえば、ある人の体内時計の針が朝六時を指し示していても、夜間勤務をしている人の体内時計は、一八時かもしれないのだ。

また、同じ一人の人の体内時計でも、親時計の時刻と子時計の時刻がいつも同じとは限らない。親時計は朝の六時でも、胃の時計はまだ朝の四時で、心臓はすでに八時になっているかもしれない。

もし、それぞれの体内時計の「体内時刻」を正確に読み取ることができれば、時刻のズレを修正して健康管理に役立てたり、病気の発症を予測して「時間治療」に役立てることもできるのに……。そう考えた研究者たちがいた。

理研発生・再生科学総合研究センター・システムバイオロジー研究プロジェクトの上田

泰己プロジェクトリーダーを中心とする、慶應義塾大学先端生命科学研究所、国立精神・神経医療研究センター（NCNP）、北海道大学の研究チームだ。

そして二〇一二年、ついに、一日二回の採血だけで体内時刻を把握することができる方法が開発され、「米国科学アカデミー紀要（PNAS）」（オンライン版）に掲載された。

この方法を開発するヒントになったのは、一八世紀に活躍したスウェーデンの植物学者、カール・フォン・リンネが考案した「リンネの花時計」だ。

リンネはさまざまな花が決まった時間に咲いたり閉じたりすることに目をつけ、複数の種類の花が咲く時間帯を調べれば、時刻を知ることができると考えた。たとえば、「トケイソウが咲いているから今はお昼の一二時」といった具合だ。

そこで研究チームは、リンネが各種の花が咲くタイミングを調査したように、二四時間周期で増減する遺伝子や代謝産物を特定し、それらが多くなる時刻と少なくなる時刻を調べ、指標となる「分子時刻表」を作成した。そして、ある時刻に採取した血液中の遺伝子発現量や代謝産物量を測定して「分子時刻表」と比較することで、体内時刻を知るという方法を開発したのだ。

この方法によって、一日二回の採血だけで、ヒトの体内時刻を知ることができるようになった。しかも、心臓、血管、肝臓、腎臓、皮膚や粘膜に至るまで、どの臓器が何時を指しているかを読み取ることができる可能性が出てきた。

時差ボケや一部の睡眠障害のような体内時計の異常（リズム障害）の診断や治療、最適な時刻に服薬する「時間治療」などに応用される日も近いだろう。近い将来、定期健診で「あなた、血管の時刻が一時間ズレてますね」なんて指摘される日もくるかもしれない。

第五章　ブルーライトとの付き合い方

ブルーライト二つのルール

コーヒーはお好きだろうか？

「コーヒーは身体にいいか悪いか」という議論はかなり以前からあった。「悪い」と言われた時期にはカフェインを含まないデカフェが大流行し、カフェインが身体やダイエットに「いい」と言われたときはコーヒーをガブガブ飲む人が急増するといった具合で、「いい」「悪い」という説が何度も繰り返されてきたのだが、科学技術が進み、分子レベルでの研究が進められるようになった結果、最近ようやくひとつの結論に至りつつある。

カフェインは夜飲むと眠れなくなる。血管を収縮させる場合もあるので妊婦さんは控えたほうがいい。しかし、昼間にコーヒーを五杯ほど飲めば、ポリフェノールの抗酸化作用も得られ、むしろ運動したときと同じように脂質代謝がよくなる。つまり、「飲むタイミングと量」の問題だったのだ。

ブルーライトとの付き合い方も、浴びるタイミングと量が重要と言えるだろう。夕方から夜にかけてはできるだけ浴びないほうがいいが、朝や昼間はできるだけたっぷり浴びていないと、サーカディアンリズムを正常に保って健康を維持することができない。また、LED液晶ディスプレイの画面を長時間じっと見つめ続けていると、目の網膜にダメージを受け、眼精疲労や加齢黄斑変性、水晶体の濁り、白内障などのリスクが高まる可能性がある。

①朝・昼はしっかり浴びる
②夜はできるだけ浴びない（夜、パソコンやスマホの画面を長時間見つめない）

この二つのルールさえ守れば、ブルーライトは僕たちに素晴らしい健康効果・アンチエイジング効果をもたらしてくれるだろう。

多すぎるブルーライトをカットする

重要なのは「タイミングと量」だ。まず量が「多すぎるもの」からカットしていこう。

職場や外出先の明かりはコントロールできないが、自宅の室内の照明くらいはコントロールしたい。

以前は、夜、二五〇〇ルクス以上の明るい光を浴びなければ、サーカディアンリズムを乱す心配はないだろうと考えられていたが、現在では、電気スタンドの三〇〇ルクスくらいの明るさの光でも一〜二時間で夜間のメラトニン分泌が抑制され始めることがわかってきた。

リビングやダイニングにはある程度の明るさが必要かもしれないが、せめて寝室だけでもＬＥＤ照明は避けるとか、リビングなどでも天井照明は調光できるタイプのものを選んで部屋全体の照度を落とし、間接照明や足元照明などを活用したい。

最近は、さまざまなタイプの照明器具があり、同じ蛍光灯、同じＬＥＤ照明でも、ブルーライトの発光量が異なるため、どれを選んでよいか迷ってしまうことも多いと思う。そんなときは、基本的に「明かりの色」で選べばいい。黄色っぽい光なら、ブルーライトが少ないということなのだ。

また、調光できるタイプのものなら、夜に暗くするだけでよいので便利だ。光源がＬ

EDであれ、白熱球や蛍光灯であれ、明るさを半分にすればブルーライトの量も半分になる。

環境やサーカディアンリズムを考慮したLED照明も増えてきた。たとえば、単に光の量を調節するだけでなく、光の波長を変えて調色できるタイプのものも登場している。さらに、夜になるにつれて徐々に波長が長くなっていき、照度が落ちて白熱電球のような色に変わっていく機能を持った、自動調色・調光照明タイプの照明器具も市販されている。

壁面に光をあてる「ブラケット」や、天井の「ダウンライト」も、できるだけ光源となるランプが奥に入っているタイプのもののほうが、かなり光の量を減らせる。

また、寝室は、間接照明もベッドから光源が見えない位置に設置するようにしたい。枕元のスタンドも、シェードの深いものを選び、読書をするとき隣にいるパートナーの睡眠のさまたげにならないように工夫しよう。最近は、光束を自分の手元にだけピンポイントであてる読書灯などもある。一度照明器具のショールームなどへ行って研究してみるといいかもしれない。

ただし、豆電球程度の薄明かりでもひと晩中つけっぱなしにしていると、肥満の原因になる可能性もあるので、眠るときは、できるだけ暗闇を作ろう。意外と盲点なのが、加湿器などの家電の表示ランプだ。これらも、できるだけベッドから見えない位置に置くようにしよう。

遮光カーテンを使用したり、雨戸をしめたりして、窓から街灯の光などが差し込まないようにすることも大切だ。

坪田家の照明計画

具体例として、わが家の現在の照明環境をご紹介しよう。

僕が最初にわが家の照明環境を改善しようと思ったのは、ブルーライトが注目されるようになる少し前のことだった。ふと気づけば、若い頃は、朝ギリギリの時間まで眠れるだけ眠っていたかったし、早起きしなくていい朝は、いつまででも眠っていられたのに、四五歳を過ぎた頃からなぜか朝自然に目が覚めるようになっていた。逆に、わが家の子供たちは朝いつまでも眠っているだけでなく、夜になってもなかなか寝ない。遅くまでパソコンやスマホを使い、ゲームをしたり音楽を聴いたりしている。

もしかすると、これはわが家の照明にも原因があるのではないかと思い、家中の照明を見直すことにしたのだ。

ちょうど省エネ・省電力のため照明を替えようと考えていた時期でもあり、改めて見てみると、わが家はかなり「光メタボ」な状態になっていることがわかった。「こんなにあったのか」「こんなところにもあったのか」と思うほど照明の数が多いし、そのひとつひとつがムダに明るい。そこで徐々に照明器具の数や明るさを調整していき、その後ブルーライトに関する知識も活かして改善していったので、今はかなり理想的な状態になっていると思う。

たとえば、トイレや廊下、玄関などは白熱電球にして最低限必要な明るさに照度を落としている。最初の頃、水晶体がまだ透明ガラスのようにクリアで色をよく認識できる子供たちは、照明の色が「黄色っぽい」「薄暗い」と言っていたが、すぐ慣れたようだ。

リビングの照明には、ＬＥＤに加えて蛍光灯と白熱電球を入れている。夜と昼で使い分けるためだ。

台所は、家事がしやすいように昼間は蛍光灯とLED照明を使用しているが、夜は白熱電球を使用している。

僕の部屋は、調光できるタイプのLED照明だ。以前から〇時までには眠ると決めていて、二三時四五分頃までパソコンでメールチェックなどをしてから眠っていたのだが、ブルーライトの研究を始めてからは、少なくとも二二時以降は使用しないようにしている。

そんなことをして仕事は大丈夫か？　メールが入ってきたらどうする？　と不安になる人もいると思う。だが、やってみれば意外とできるものだ。しかも、実際にやってみるとなかなか快適だ。たとえば、今までパソコンに向かっていた時間をほかのことに使えるようになり、読書や趣味などで夜間を充実した時間にすることができるようになった。パソコンやスマホを使用しなくなっただけで、時間がこれほどゆったりと流れていくものかと、驚いたくらいだ。

現代人は、職場でも街でも、夜は過剰に光を浴びている。それに加え、ベッドでノートパソコンやタブレット端末、スマホでメールチェックなどしていたら、間違いなくメラトニンの分泌は抑制されるだろう。このような光メタボな生活は、夕食をしっかり食べた後、夜中にラーメンを食べてビールを飲むようなものだ。

光暴露によるサーカディアンリズムの乱れや、ブルーライトをカットすることによる網膜のダメージの軽減は、マウスの実験でも証明されているので、せめて家の中だけでも照明を見直してみてはいかがだろう。

ブルーライトカット眼鏡を使ってみる

次に注目したいのは、やはりパソコンやスマホなどのＬＥＤ液晶ディスプレイから放たれる光だ。特に仕事などで長時間パソコン作業をする人の場合、夜になったらブルーライトをカットする眼鏡などを使用して、サーカディアンリズムの乱れを抑えたい。

最近では、さまざまなブルーライトカット・グッズが市販されているが、今のところ、その効果が実証されているのは、ブルーライトカット眼鏡だけだ。

二〇一二年には「日経トレンディ」の「ヒット商品ベスト三〇」の第六位にＪＩＮＳのブルーライトカット眼鏡「ＪＩＮＳ　ＰＣ」がランキングされるなど、ブルーライトカット眼鏡への注目度は急速に高まっている。ただし、注目度が上がるにつれ、クオリティが低い粗悪品が多く出回るようになってきたのも事実だ。なかには視界がゆがんで見えたり、ブルーライト以外の光までカットしてしまい、パソコンの画像はもちろんまわりの色を正しく認識できないものもあるようだ。

ブルーライトカット眼鏡に関しては、まだ品質や効果を評価する概念が統一されていないため、現在、ブルーライト研究会ではその基準づくりを進めているところだ。しかし、すでにブルーライト研究会はもちろん、慶應義塾大学医学部眼科学教室でも、マウスなどを使ったさまざまな研究実験を行っており、随時新たな情報を公表しているので、こうした科学的根拠に基づいて作られた商品を選ぶようにしよう。

ちなみに僕はＪＩＮＳのブルーライトカット眼鏡を愛用していて、仕事中や外出先ではブルーライトを三〇％カットするタイプを、夜自宅で過ごすときには五〇％カットするタイプのものを使っている。

ＬＥＤ液晶ディスプレイから発せられるブルーライトによる心身への影響は、まだそのすべてが解明されているわけではないが、少なくとも、散乱しやすいブルーライトの光を凝視することによって、眼精疲労になる可能性が高いことや、実用視力が低下しやすいことはわかってきた。実際にブルーライトカット眼鏡を使用して、眼精疲労やドライアイが軽減されたと実感している人も非常に多いので、試す価値は十分にあるだろう。

天然のサングラス、ルテインを補給する

実は、僕たちの目の中には、すでにサングラスが存在している。

それは、目の網膜の中心部にある「黄斑」と呼ばれる部分だ。黄斑には黄色い色素ルテインが豊富に含まれていて、紫外線やブルーライトのような強い光から網膜を守る「天然のサングラス」になっているというわけだ。

ルテインは、主に緑黄色野菜に多く含まれる植物色素で、特にホウレンソウの中に多く含まれている。それを食べて生きている僕たちの身体のあちこちに存在しているが、黄斑部には特に多い。なにしろ、網膜は常に光を浴びて酸化ストレスにさらされているためルテインの代謝も早い。全身の中でももっともルテインを必要としている場所なのだ。

ルテインは体内では合成されないため食事で補給するしかない。ところが、緑黄色野菜

をあまり摂らない現代人の大半はルテインが不足気味だ。ルテインが不足すると、黄斑が「天然のサングラス」の役割を果たせなくなってしまう。これも、「加齢黄斑変性」（二九頁参照）のリスクを高めてしまう大きな原因であり、近年、日本で加齢黄斑変性が急増している原因のひとつではないかと考えられている。

ルテインは以前から「目によい成分」として知られていたが、わが慶應義塾大学医学部眼科学教室でもマウスで実験を行い、二〇〇七年には加齢黄斑変性に、二〇一〇年には糖尿病性網膜症に、それぞれ予防・抑制・治療効果があることを確認している。

「天然のサングラス」を維持するためには、ルテインを毎日継続的にとることが大切だ。特に長時間パソコン作業をする人は、食事やサプリメントで毎日しっかりルテインを補給しよう。

実は、二〇一三年五月、米国国立衛生研究所（NIH）が実施したAREDS2（加齢性眼疾患研究2）の結果が報告された。AREDS2は、五〇歳から八五歳の加齢黄斑変性患者四〇〇〇人以上を対象に、特定の目の栄養サプリメントの効果を評価するために実施された大規模かつ長期的な無作為試験で、ルテイン、ゼアキサンチンおよびオメガ3の

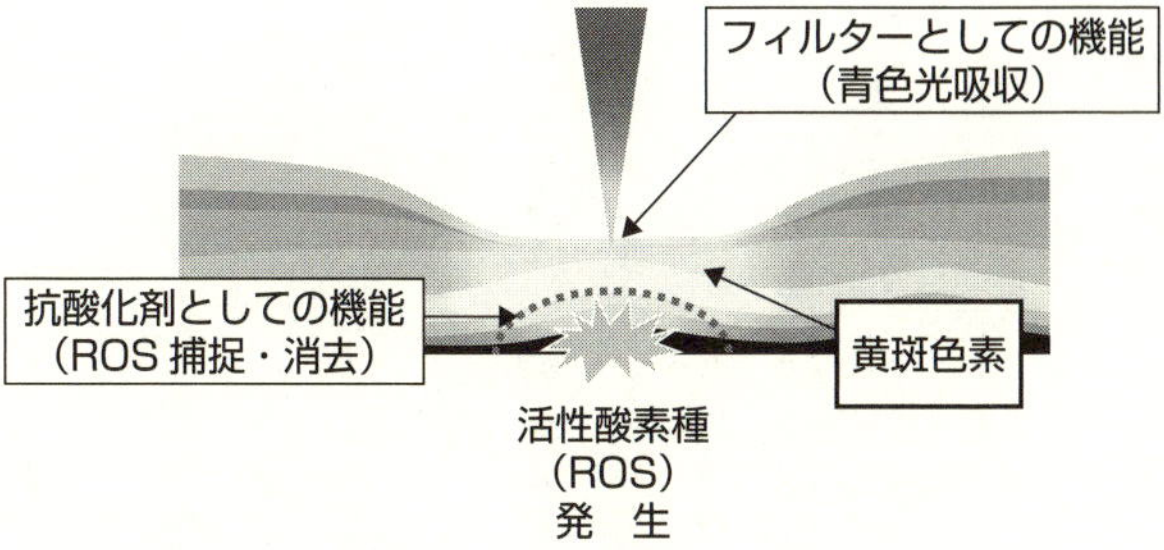

図15　黄斑部でのルテインの働き

効果を評価する研究としては史上最大規模のものだ。

その結果、ルテインは被験者全体を見ると、病気の進行を抑制しなかったが、詳しい解析では進行性加齢黄斑変性が悪化するリスクを一〇％軽減すると解釈することができた。また、従来は加齢黄斑変性の進行抑制に効果的と言われていたβカロテンが肺がんのリスクとも関係があることから、現在ではβカロテンをルテインに変える処方が推奨される方向に向かっている。今後ルテインは、加齢黄斑変性の予防に効果的な栄養素として、ますます注目されていくだろう。

サーカディアンリズムを整える食べもの

また、最近では、血液をサラサラにしたり、頭をよくすると言われてきたＥＰＡやＤＨＡなどの青魚の魚油に多く含まれる不飽和脂肪酸＝オメガ3に、サーカディアンリズムを正常化する働きがあることや、そのメカニズムもわかってきた。

米国ペンシルベニア大学医学部の研究グループが二〇一二年に英医学誌「Nature Medicine」に発表した論文によれば、研究グループはまず、時計遺伝子ビーマルワン（Bmal1）が脂肪細胞だけで働かなくなるよう遺伝子操作した変異マウスを作った。すると、脂肪細胞のビーマルワン（Bmal1）を壊しただけにもかかわらず、全身のさまざまな時計遺伝子に影響が及び、食事のリズムが乱れるとともに著しく太ってしまった。ところが、ＥＰＡやＤＨＡを与えると、食事リズムの乱れとともに肥満も解消されたというのだ。

実は、太った変異マウスは、体内のＥＰＡやＤＨＡの血中濃度が著しく低下していた。そこで、単純に減ったものなら増やせばいいという発想でこれらのオメガ3を与えた結果、良好な結果が出たというのだ。

これまで、ＥＰＡやＤＨＡが身体にいいと言われてきたのは、もしかするとサーカディアンリズムを正常化することとも関係があったのかもしれない。夜間勤務などでどうしてもサーカディアンリズムが乱れがちな人は、積極的に青魚などを食べてＥＰＡやＤＨＡを摂り、肥満やメタボリックシンドロームに対抗しよう。

ただし、オメガ3は非常に酸化しやすいため、青魚は加熱調理せず刺身やマリネなどにして生で食べるのが理想的だ。

オメガ3は、亜麻仁《あまに》油やエゴマ油などにも含まれているので、これらのオメガ3が含まれている油をサラダや料理などにさっとかけて食べるようにするのもいいし、サプリメントで摂ってもいいだろう。

また、サーカディアンリズムの乱れを防いだり、正常化するためには、体内時計を調整する力の強いタンパク質やビタミン、ミネラルも十分に摂りたい。それも、朝からしっかり摂ることが望ましい。

また、ビタミンB_{12}には、光の感受性を高める力があると言われている。ビタミンB_{12}は、シジミやアサリ、メザシ、サンマ、サケなどに多く含まれているので、たとえば焼き魚にシジミの味噌汁といった組み合わせが理想的だ。

ビタミンやミネラルを多く含む野菜や果物もしっかり摂ろう。「天然のサングラス」ルテインを摂るなら、ホウレンソウやブロッコリーなどカラフルな緑黄色野菜がオススメだ。

今はホウレンソウやブロッコリーは一年中市場に出回っているが、ルテインは旬の緑黄色野菜にもっとも多く含まれている。そこで、現在は農業の専門家らと一緒にルテイン濃度の高いホウレンソウの開発も行っているところだ。

外食が多い人、一人暮らしの人は、緑黄色野菜だけでなく、果物の摂取量が極端に減っていると言われているが、果物はビタミンやミネラルのほか、目にいい抗酸化物質も豊富に含んでいるので、しっかりと食べよう。

果物の糖分を気にする人もいるかもしれないが、代謝が活発な午前中に食べれば太る心配もなく、むしろ脳の栄養源となって仕事や学習の効率も上がるはずだ。ぜひ朝食の定番メニューに果物を加えよう。

朝食だけは、決まった時間に食べる

「健康にいい」「ダイエットにいい」と言われる食事法は、実にさまざまだ。空腹の時間が長いと血糖値の急上昇と急降下を招きやすいことから「一日五食」がいいという説もあれば、「一日一食」が人間本来の生命力を高めるという説もある。また、「お腹が空いたときに食べるのが一番自然」と言う人もいる。

「そもそも、一日三食なんて誰が決めたの?」「大昔は、一日三食なんて食べられなかったはずだ」なんていう話もよく聞く。

確かに、「一日三食」と言われ始めたのは江戸時代以降で、その頃はまだ満足に三度の食事を得られない日本人も大勢いた。日本人の多くが本当に一日三回食べられるようになったのは第二次世界大戦以降で、子供たちの栄養状態を危惧してのことだった。

だが、一日二四時間周期のサーカディアンリズムは、昨日今日始まったものではなく、少なくとも光合成をする生物が誕生した三〇億年も前から生物の遺伝子の中で脈々と受け継がれてきたものだ。現在も、僕たちはそのリズムに従って生きている。そして、そのリズムを作ったり微調整しているのは、太陽の光に含まれるブルーライトと食事だ。

しかも、ヒトは哺乳類としての進化の過程で昼行性を選択した。そのため、朝・昼・夜のリズムを持つことになった。

「一日三食規則正しく」というのは、誰が決めたわけでもない。ただし、サーカディアンリズムを保ち、より効率よく生命を維持して健康に生きるには、「一日三食規則正しく食べる」ことが大切なのである。

そうは言っても、忙しくて昼食を食べる時間がないとか、夕食を食べるのがどうしても遅くなるというときだってあるだろう。そのせいで、胃や腸、肝臓やすい臓などにある「子時計」が、ちょっと乱れてしまうこともあるかもしれない。

しかし、そういうときこそ、朝はブルーライトをしっかり浴び、朝食をきちんと食べてサーカディアンリズムを微調整したほうがいい。

実は、朝・昼・夜の食事のうち、朝食がもっともサーカディアンリズムを調整する力が強い。その理由のひとつは、空腹の時間が長ければ長いほど、次に食べた食事の調整能力が高まるためだ。朝~昼、昼~夜、夜~朝では、夜~朝の時間間隔がもっとも長いため、朝食がもっとも調整力が強くなる。そのため、夕食をできるだけ早い時間に摂り、朝は空腹で目覚めるくらいがちょうどいい。

また、朝、目覚めてブルーライトを浴びてから朝食までの時間が長すぎると、ブルーライトによる調整と、朝食による調整のタイミングがズレてしまい、互いの調整能力を弱めてしまう。朝目覚めてブルーライトを浴びたら、一時間以内には朝食を食べよう。

仕事の関係でどうしても食事が不規則になる人も、「朝食を決まった時間に食べる」と決めて実行すると、腹時計もだんだん正しく時を刻むようになってきて、「お腹が空いた！」というタイミングが決まってくる。それを標準時間にして、できるだけ規則正しく食べるようにしよう。

ときには昼食・夕食の時間がズレたってかまわない。朝さえしっかり決まった時間に食べていれば、そんなに大きくサーカディアンリズムが乱れることはないだろう。空腹なまま仕事をしていても効率は上がらない。空腹になる時間を予測し、仕事の効率が落ちないように自己管理するのも、賢いビジネスマンのスキルというものではないだろうか。

朝食はガッツリ食べる！

ただし、「規則正しいだけ」ではダメだ。

とても興味深い研究報告がある。病気で口から食事を摂れなくなったときの栄養の摂り方として、鼻からチューブで栄養を流し込む「経管栄養」と、血管に点滴で直接栄養を送る「中心静脈栄養」という二つの方法がある。この二つの方法でそれぞれサーカディアンリズムへの影響を調査したところ、「経管栄養」の場合、不規則なタイミングで栄養を投与するとサーカディアンリズムが乱れ、規則正しく定期的に投与すると、サーカディアンリズムが回復した。

ところが、点滴による「中心静脈栄養」では、規則正しく栄養を補給してもサーカディアンリズムが回復しなかったのだ。つまり、規則正しく体内に栄養が入るだけではダメで、食べものが胃や腸に入って消化・吸収されるという刺激が大切だったというわけだ。

そう考えると、口からものを食べるということの重要性がよくわかる。食べ物の色や香り、味、舌触りを感じながらよく噛《か》んで食べ、食事を楽しもう。そうすれば脳の体内時計も刺激され、サーカディアンリズムを調整する力も高まるはずだ。

また、朝食はたくさん食べるほど、体内時計を調整する力が強くなる。コーヒーでパンを流し込むようにして食べるだけでは、体内時計は力強く時を刻んでくれないというわけだ。

「朝は食欲がない」「朝からそんなに食べられないよ」という人もいるかもしれないが、

それはむしろ、サーカディアンリズムが乱れている証拠かもしれない。朝食をきちんと食べるようになれば、昼食や夕食のタイミングや食べる量も変わってきて、徐々に朝空腹を感じるようになってくるだろう。

運動は健康のためなら朝、筋トレ目的なら夕方に！

朝起きてからしばらくは、筋肉が硬くなっていて、なかなか思うように動いてくれない。しかし、しばらくして体温が上昇するにつれて柔らかくなって、起きてから約一〇時間後、ちょうど陽が沈む頃にもっとも運動能力が高まる。これは心臓や肺のまわりの筋肉も同じだ。そのため、運動するならこうした運動能力の一日のリズムに合わせて行うのがより効率的と言えるだろう。

たとえば、健康管理のためなら、朝から昼にかけて上昇する運動能力をサポートするつもりで、ウォーキングなどの有酸素運動をしよう。屋外をウォーキングすることで朝の光をたっぷりと浴びることができ、サーカディアンリズムを調整することもできる。

また、夜に十分なメラトニンを分泌するためには、日中にメラトニンの材料となる神経伝達物質セロトニンをしっかり分泌しておく必要があるが、運動には、このセロトニンの分泌を促進する効果がある。昼間たくさん運動すると夜よく眠れると言われるのも、そのためと言えるだろう。

一方、筋肉を鍛えるなら、夕方から夜にかけて行うほうが効率的だ。朝に筋トレするより、夜にするほうが筋力を向上させることはよく知られている。

できれば少し息が切れる程度のキツメの運動をしよう。それには、こんな理由がある。

実は、筋肉にも、エネルギー消費効率が高いよい筋肉と、そうでない筋肉がある。よい筋肉の細胞の中には、「細胞のエンジン」であるミトコンドリアがたくさん存在していて、しかもひとつひとつのミトコンドリアの性能がとてもいい。

性能の悪いミトコンドリアは、ポンコツエンジンのようなもので、燃費が悪く、身体を酸化させる活性酸素をバンバン吐き出して、まわりの細胞まで傷つけ、老化を促進してしまうが、性能のよいミトコンドリアは、その正反対だ。燃費もよく、有害な活性酸素も最小限しか出さない。

少し息が切れる程度のキツイ運動をすると、わずか数分でミトコンドリアを作る物質

PGC-1αが活性化し、性能のよいミトコンドリアがたくさん作られ始めるのである。

ところがこのPGC-1αは、身体に脂肪細胞がたっぷり蓄えられていると活性が低下し、ミトコンドリアが作られなくなったり、不良品のミトコンドリアを作ったりする。太り始めると筋力がどんどん低下して老化が加速してしまうのはそのためだ。

また、PGC-1αにはもうひとつ秘密がある。

PGC-1αには、糖代謝の体内リズムを司っている時計遺伝子ビーマルワン（Bmal1）を活性化する働きがあり、このビーマルワン（Bmal1）を介して、時計遺伝子と代謝システムを統合する役割を果たしているのだ。

そのため、PGC-1αの活性が低下すると、太りやすくなり、サーカディアンリズムも乱れがちになる。少しキツイ運動をしてPGC-1αを活性化すると、代謝効率のよい身体を作るとともに、時計遺伝子を活性化して、サーカディアンリズムを正常に整えることにつながるというわけだ。

ただし、あまり遅い時間に運動をすると、神経が興奮して眠れなくなるので逆効果だ。食事と同様、就寝時間の三時間くらい前には終了しておくようにしよう。

そしてもうひとつ。運動でPGC-1αが活性化しても、効果が持続するのは数時間だ。よい筋肉を維持して健康を保つためには、短時間でよいのでできるだけ毎日少しキツメの運動をするようにしよう。

上を向いて歩こう!

朝、しっかりブルーライトを浴びること、夜はできるだけブルーライトを浴びないようにすることの大切さは、もうよくおわかりいただけたと思う。しかし、意外と忘れられがちなのが、「昼もしっかりブルーライトを浴びる」ということだ。特に、四〇代以降からは、昼間意識的にブルーライトを浴びるようにしたい。

すでにお話ししたように、水晶体が加齢とともに濁っていくと、ブルーライトが透過しにくくなり、サーカディアンリズムが乱れやすくなる可能性がある。たとえば、二〇歳の頃に網膜に到達するブルーライトを一〇〇とすると、四〇歳になると五〇、五五歳で三〇くらいしか網膜に届かなくなってくる。そのため、子供の頃は昼間一時間くらい太陽の光を浴びれば十分だったのに、四〇代、五〇代になると、三時間くらい浴びないと、正常なサーカディアンリズムを保ちにくくなってくるというわけだ。

そこで、オススメしたいのが、昼間はできるだけ外に出て「空を見上げ、上を向いて歩こう！」ということだ。

昼間はしっかり太陽の光を浴びたい時間だ。太古の人類は、太陽が昇っている間は太陽の光を浴びながら狩りをしたり、田畑を耕すなどして屋外で活発に活動していたが、現代人の多くは昼間のほとんどを室内で過ごしている。太陽の光は曇りの日でも二万〜三万ルクスはあるが、室内の光はせいぜい一〇〇〇ルクスくらい。これは、晴れた日の夕方の明るさで、古代の人々に比べれば明らかに少ないのである。

家から駅、駅から会社まで歩くときや、ランチで外に出たとき、買い物や営業で外回りをするときなどがチャンスだ。空を見上げて歩いていると、普通に前を向いて歩くより多くのブルーライトを浴びることができる。これなら、一〜二時間で十分に足りるだろう。

周囲に危険がない場所であれば、空を見上げながら外を歩くのは、とても気持ちいいし、よい運動にもなる。光療法と運動療法の融合だ。

室内でゲームばかりしていて「暗くなるまで外で遊びまわる」ということがほとんどなくなった現代の子供たちにも、ぜひ昼間は空を見上げて歩いて欲しい。

就寝までに体温と血圧を下げる

僕たちの身体は、体温や血圧が下がってくると眠くなるようにできている。そのため、質のよい睡眠を得るには、夜暗く静かな環境で過ごすとともに、就寝時間にちょうど体温や血圧が下がるように生活リズムをコントロールすることが大切だ。

たとえば、入浴は血流をよくして体温や血圧が上がってしまうので、就寝の二時間くらい前に入るのが理想的だ。

お酒も同様だ。お酒を飲むと眠くなるため、「眠れない夜は、お酒の力を借りて眠る」という人も多いだろう。しかし、お酒の量によってはむしろ逆効果になる。

お酒を飲んでアルコールの血中濃度が高くなるとすぐに深い眠りに入れるのだが、睡眠中にアルコールが分解されて血中濃度が下がると、今度は覚醒作用が働く。そのため、お酒を飲んで眠ると眠りが浅くなる。その上、アルコールは脳下垂体から分泌される「抗利尿ホルモン」を抑制するため、「トイレに行きたくなって目が覚める」という現象も起きやすくなる。

お酒を飲んで一気に深い眠りについても、その後はずっと眠りが浅い状態が続き、結局満足のいく睡眠を得られないのだ。

また、アルコールを摂取すると血管が拡張したり筋肉がゆるんだりして血圧が下がるが、それを補うために心拍が上がり、心臓病発生のリスクが高まる。血圧も睡眠中は下がっているはずが、眠りの後半で徐々に高くなる。これも眠りを浅くする原因のひとつとなる。

お酒を適量で抑えるのも、良質の睡眠を得る条件のひとつなのだ。

理想の睡眠時間は七・五時間

睡眠時間をどれくらいとるかも、健康維持の大きなポイントのひとつだ。

一九八〇年代にアメリカで一〇〇万人規模を対象にした調査では、一日に六・五〜七・五時間の睡眠をとっている人の死亡率がもっとも低く、それ以上でも、それ以下でも寿命は短くなる傾向があることが判明。特に七・五〜八・五時間以上の睡眠をとっている人は、六・五〜七・五時間睡眠をとっている人より二〇％も死亡率が高いそうだ。日本人で約一一万人の男女を一〇年以上にわたって調査した研究でも、やはり同様の結果が出ている。

この結果から、睡眠時間は七・五時間が理想的と言われている。レム睡眠とノンレム睡眠の周期は約九〇分と言われているから、七・五時間ならば九〇分をちょうど五回繰り返したことになり、スッキリと目覚めることができそうだ。

ただし、七・五時間と言っても、寝付くまでの時間を入れて考えてはダメだ。一般に、ベッドに入ってから三〇分以内に寝付くことができれば、ほぼ健康と言われているので、できれば、朝起きる時間の約八時間前にはベッドに入ろう。

余裕でごきげんに生きよう

都会では時間が猛スピードで過ぎていくのに、旅行をしたり、実家に帰ったりするとやけに時間がゆっくり過ぎていくなあ、と思ったことはないだろうか？

時間が流れていくスピードは人によって異なる。そのときの気分によっても異なる。

仕事が忙しいときなどは一時間が一〇分くらいに感じられる。好きな人や仲間と過ごす楽しい時間もあっという間に過ぎていく。逆につらいとき、苦しいときは時間がなかなか過ぎていかない。

同じ一分一秒を、ゆっくりと楽しむことができれば、ストレスもなく、時を有効利用できて充実した人生を送れるのに、現代の時のスピードはとても速くて、ついていくだけでも大変だと思うことのほうが多いのだ。

チベット仏教の中心地のひとつとして知られるラダックは、ヒマラヤ山脈とカラコルム山脈に挟まれた標高三〇〇〇～七〇〇〇メートルの山岳高原地帯だ。昼夜の温度差が激しく、高地のため紫外線の影響が強く酸素濃度も低い。ところが、そんな厳しい環境で生きながら、ラダックの人々は極めて健康なのだそうだ。

東京女子医科大学の大塚邦明教授らのフィールド医学調査によれば、ラダックの人々はほぼ完璧《かんぺき》な一日二四時間のサーカディアンリズムを維持している。体内時計がメリハリのある力強い時を刻んでいることが、彼らの健康を作り上げていたのだ。

もうひとつ興味深いのは、彼らの時間感覚がとてもゆったりとしていることだ。空気が薄いため、動きがとてもゆったりとしているのだが、その分、彼らの時間はゆっくりと過ぎているのである。

大塚教授らの調査によれば、時計を見ずに一〇秒間を予測する実験をすると、日本人は平均すると実測一二・二四秒で一〇秒経ったと認識するのだそうだ。ところが、ラダックの人々はなんと実測四・四七秒で一〇秒と認識する。これは、日本人より二倍もゆっくり時間が流れていることを示唆している。僕たちにとっての一時間は彼らにとっての二時間であり、一日二四時間を四八時間くらいに感じていることになる。

地球上の生命には、すべて平等に一日二四時間が与えられているのに、その二四時間をどう使い、どう感じるかは、これほどまでに違うのだ。

楽しくてあっという間に時間が過ぎていくときはいいけれど、時間が足りない、一日三〇時間くらいあればいいのに、と思いながら過ごす一日二四時間は、僕たちにとって大きなストレスだ。朝食もそこそこに家を飛び出すような生活は、体内時計をどんどん狂わせ、健康と若さを奪っていく。その結果、一〇〇年生きられるはずの人生を、一〇年も二〇年も縮めていくなんて、あまりにももったいない。

今や、「健康だからごきげんになる」というだけでなく、「ごきげんだから健康になる」

ということは科学的に証明された事実として認められている。同じ二四時間、同じ一年、同じ一生を過ごすなら、有意義に、ごきげんに、健康に生きていきたい。

朝の太陽の光をしっかりと浴びることが、その第一歩だ。そうすれば、一日二四時間を、三〇時間分、四八時間分楽しむことだってできるかもしれない。

おわりに

ブルーライトは「甘い砂糖」と同じ？

人類は、ほかの生物と同じように、生き延びるためにさまざまな苦境を乗り越えてきた。特に優れた身体能力を持っていたわけではないので、原人の時代はとても苦労したはずだ。なにしろ、ヒョウやライオンのように猛スピードで走って獲物をしとめることはできないし、オオカミのような鋭い嗅覚もない。鳥のように空を飛ぶこともできない。何日も食べものを口にできない日もあっただろう。しかし、人間にはほかの動物にはない優れたものが、たったひとつだけあった。それは、直立二足歩行によって、急速に発達した脳だ。

その脳をフル活用して新しい道具や知恵、技術を生み出すことで、天敵や災害から身を守り、食糧を手に入れることができた。やがて文明社会を作り出し、産業革命や技術革命を繰り返して、より便利で効率的な暮らしを実現した。医療を進歩させ、長生きもできるようになった。

しかし、革命的なもの、新しいものを生み出した結果、思いもよらない事態を招くこともあった。

たとえば、砂糖もそうだろう。

糖（炭水化物）は生物にとってもっとも重要なエネルギー源だ。そのため、生物にとって食べものの「甘み」は「とりあえず生き延びられる」ことを告げるサインだ。甘ければ甘いほど生き延びられる確率も高くなるため、甘いものはその昔「薬」でもあった。甘いものを食べると「幸せ」と感じるのは、生物としての本能なのだ。

そこで、サトウキビやテンサイなどの植物を精製して作ったのが、究極の加工食品、砂糖である。

ところが、砂糖が気軽に手に入るようになると、肥満や糖尿病など、それまでは想像もしなかった新しい病気が生まれてしまったのだ。

こんな例は、ほかにもいくらでもある。車が発明されて行動範囲が広がった結果、交通事故や排気ガス、交通渋滞が生まれたし、産業革命は公害や環境汚染をもたらした。

人類のえらいところは、きちんとメリットとデメリットを検証・研究し、知恵をしぼって正しい付き合い方を探り、広めてきたことだろう。

砂糖だってそうだ。今では甘すぎるお菓子より、スッキリした上品な甘さのお菓子のほうがずっと人気がある。おそらく、味覚が変わったわけではない。今でも「甘さ」は幸せの味だし、イライラしたときは精神安定剤にもなる。時間はかなりかかったものの、ようやく「砂糖との上手な付き合い方」をみんなが理解するようになってきたのだ。

ブルーライトを多く発光するＬＥＤも、いわば「新しい砂糖」のようなものと言えるだろう。

そもそも「人工の光」との付き合いも、せいぜいここ百数十年くらいのものだ。「光害」や「光メタボ」という言葉が登場したのもつい最近のことで、「人工の光」がこの先の未来にどんな影響を与えるのか、実際のところは、もっと長い時を経てみなければわからない部分もたくさんある。

糖質が生命を維持するために欠かせないエネルギー源であるように、光も僕たちが健康に生きていくために欠かせない大切なものである。しかし、どんなに良いものでも摂りすぎはよくない。ブルーライトも腹八分という概念が必要だろう。

ＬＥＤ照明やＬＥＤ液晶ディスプレイが登場してブルーライトの注目度が高まってきた今こそ、「光」と健康の関係を見直し、どうすれば光やブルーライトともっとうまく付き合えるかを考え、よりよい未来を創るチャンスなのではないだろうか。

世界中に広がるLEDへの流れ

その際にぜひ考慮したいのが、世界的なエネルギークライシスの問題である。

世界人口の増加、発展途上国の経済成長などによって、世界的なエネルギー消費量は今も増え続けている。その一方で、石油、石炭、天然ガス、ウランなどといった従来のエネルギー資源の可採埋蔵量は、近い将来底をつくと予想されて、エネルギーの需給関係はひっ迫するばかりだ。また、地球温暖化防止、CO_2削減なども急務となっている。

そんな中、これらの問題を解決する方法として、白熱電球からＬＥＤ電球への置き換えが、全世界的に急ピッチで進められている。

現在、照明による電力消費量は、世界の電力消費量の約一九％。照明の電力消費による

CO_2排出量は、世界総CO_2排出量の約八%を占める。これに対し、世界の照明販売の五〜七割は今なお白熱電球だ。そこで、白熱電球をLED照明に切り替えることで電力消費量を削減し、CO_2削減、環境保護なども一気にかなえようというわけである。

すでに、オーストラリアやEU、アメリカの一部の州では、白熱電球の製造を中止。中国も二〇一六年には普通照明用の白熱電球の発売を中止すると言われている。

日本でも、経済産業省及び環境省から電機メーカー各社に白熱電球の生産・販売の自粛を要請しており、これに応え、家庭用の白熱電球の生産、販売を自主的に中止したメーカーもある。

こうした流れは、世界中に広がっているのだ。

たとえば日本の場合、照明による電力消費量は総電力消費量の約一六%。もし、すべての照明をLED照明に置き換えた場合、総電力消費量の九%が削減できる計算だ。これはなんと、原発一三基分と言われている。

果たして、試算通りにいくものなのかはわからない。また、こうして数字だけ見ていても実感が湧《わ》かず、他人ごとのような気さえする。しかし、実際に電力の消費・削減を実行

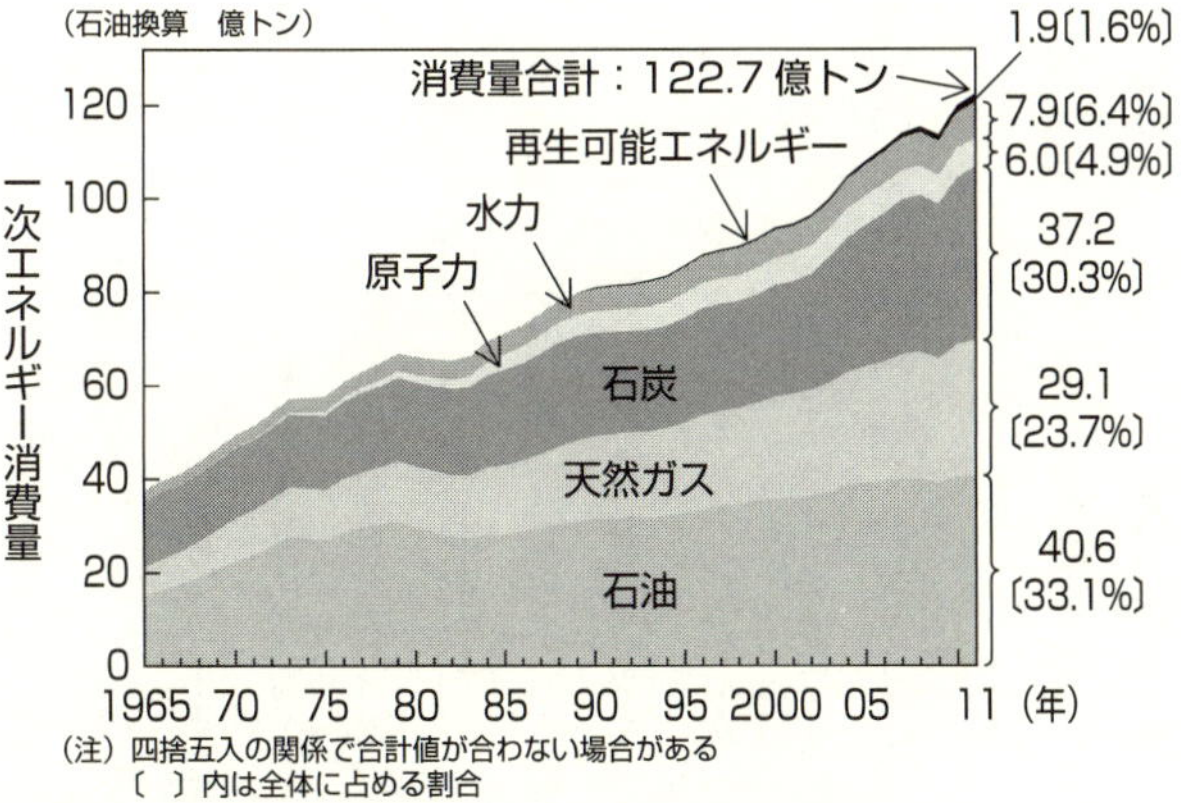

(注) 四捨五入の関係で合計値が合わない場合がある
〔　〕内は全体に占める割合

図16　世界の一次エネルギー消費量の推移

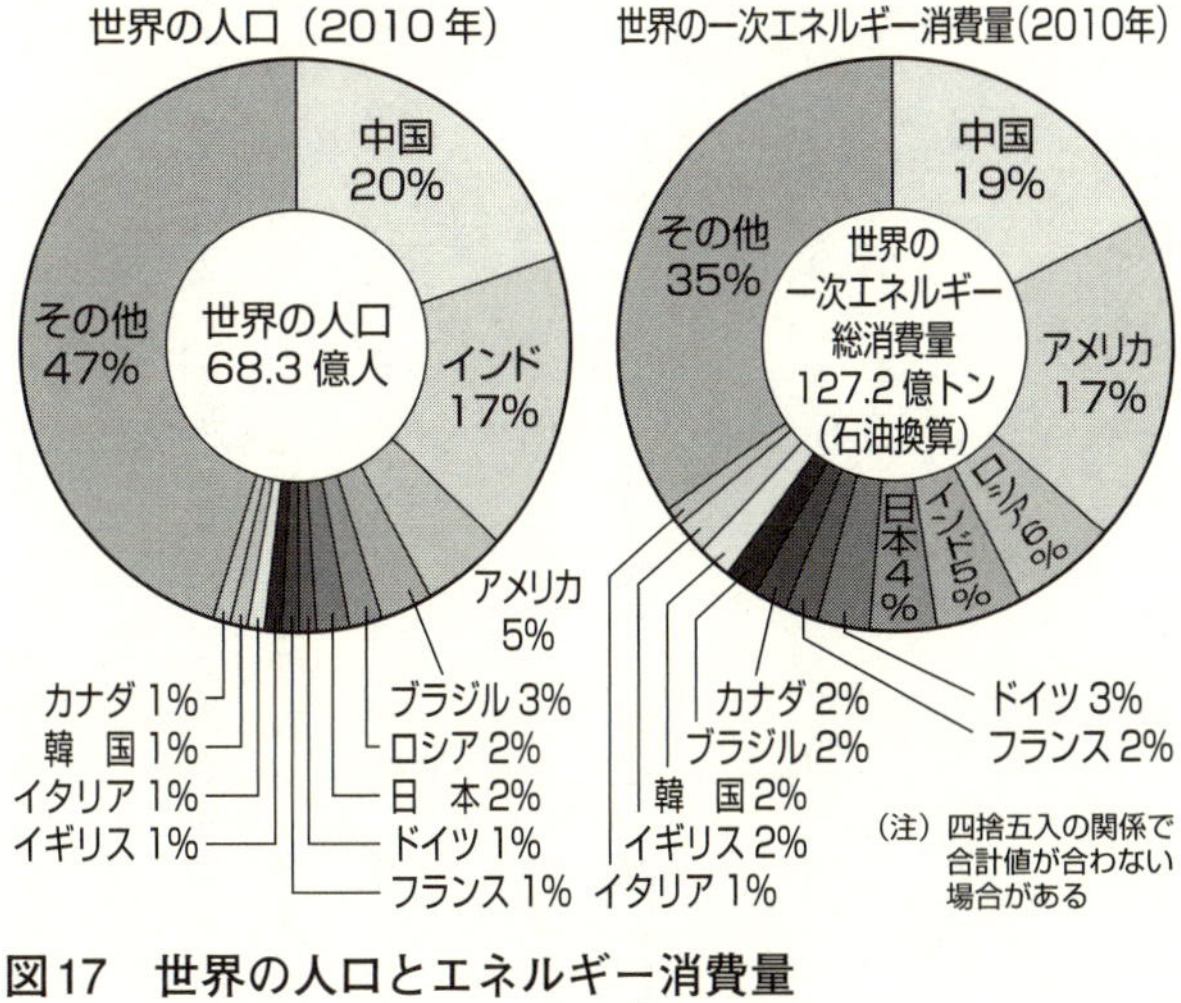

(注) 四捨五入の関係で合計値が合わない場合がある

図17　世界の人口とエネルギー消費量

(図16、17ともに『「原子力・エネルギー」図面集2013』〔電気事業連合会発行〕より)

するのは、ほかの誰でもない、僕たち国民一人ひとりだ。九％削減を実現できるかどうかも、僕たち自身にかかっているのである。

そう思って改めて日本のエネルギー状況を見てみると、国別に見た電力消費量は、世界第三位だ。省エネルギー化、省エネルギー型商品の開発によって、世界でもトップクラスのエネルギー利用効率を誇るものの、一人あたりの電力消費量も世界平均の約三倍という電力消費大国であることがわかる。

東日本大震災以降、省エネ、省電力、脱原発は、僕たち一人ひとりにとって大切なテーマとなってきたが、日本人の一人として、世界の一員として、今こそ本気でこの課題に取り組むべきときが来たと言えるだろう。

しかし、そんなときだからこそ、エネルギーの問題と同じ重さで、「ブルーライトの健康への影響」についてしっかりと考えていきたい。

アンチエイジングを始めよう！

日の出とともに目覚め、日の入りとともに眠っていた古代人のような生活は、もはや現代人には不可能だ。二四時間社会の進展とともに夜間労働人口はますます増えているし、夜間も働いてくれる看護師や警察官の存在があってこそ、僕たちの健康や安全は二四時間守られている。また、夜間もトラックでモノを運んだりコンビニで働いてくれる人たちがいてくれるおかげで、二四時間いつでも買い物に困ることなく便利に暮らせるのだ。

しかし、夜間勤務にはどうしてもサーカディアンリズムが乱れがちになるというリスクがともなう。日本の社会を支えてくれている、このような多くの人々の健康を守るにはどうすればいいか？　昼間に太陽の光を浴びることができず、夜にブルーライトを過剰に浴びる生活をしていても、サーカディアンリズムを乱さず健康を維持する方法はないのか、ということも今後のブルーライト研究の大きなテーマのひとつと言えるだろう。

以前なら、サーカディアンリズムの乱れを防ぎたければ、夜間勤務をやめるとか、仕事を変えるという方法しかないと考えられていたが、現在では、非常にユニークな新しい考え方も登場している。

そもそも、サーカディアンリズムの乱れが健康に悪いのは、エイジングを加速しているためではないか、エイジングを加速しているからこそがんや糖尿病のリスクが高まるのではないか、それならば、アンチエイジングをすればいいのではないか、という考え方だ。

たとえば、夜間勤務の仕事についている人や、サーカディアンリズムが乱れがちな生活を送っている人は、普通の人よりちょっと食事のカロリーに気をつけたり、運動量を増やすとか、ＥＰＡやＤＨＡなどのオメガ3をしっかり摂るといったアンチエイジングを実践してみよう。

そうやって、サーカディアンリズムの乱れによるリスクを微調整することも、今後ブルーライトとうまく付き合っていく重要なポイントのひとつになるのではないかと、僕は考えている。

未来を担う子供たちのために

二〇一三年八月一日、インターネットへの依存性が極めて強い、いわゆる「病的な使用」をしている中高生が、全国で推計五一万人以上にものぼるという厚生労働省研究班の調査結果が新聞やテレビなどで大々的に報道され、大きな話題となった。

この調査は四七都道府県の中高生約一四万人に学校を通じて調査票を配布して行ったも

ので、全体の七割にあたる約一〇万人から回答を得た。その結果、平日一日のネット平均使用時間が五時間以上と答えたのは中学生の九・〇%、高校生の一四・四%であることがわかった。

また、「満足を得るため、ネットを使う時間をだんだん長くしていかねばならないと感じているか」「使用時間を減らしたり完全にやめようとしたが、うまくいかなかったことが度々あったか」「ネットのために大切な人間関係、学校のことや、部活動のことを台無しにしたり、危うくするようなことがあったか」など、「病的な使用」かどうかを判定する国際的な評価基準に基づく八項目の質問に対し、五項目以上「該当する」と答えて「病的な使用」と判定されたのは、全体の八・一%。これを全国規模に換算すると、全国の中高生の約五一万人以上が「病的な使用」と推測されるというわけだ。

この報道を受け、翌日にはさっそく下村博文文部科学大臣が記者会見でコメントしているのだが、その中で下村大臣はブルーライトの影響についても言及し、「医学的な見地から文部科学省でもぜひ調査をし、健康面だけでなく、精神面への影響も含めてネット依存の問題を考えていく必要がある」とコメントしている。

実はこの報道の数日前、僕はたまたま下村大臣にお目にかかる機会を得て、ブルーライトがもたらすさまざまな心身への影響や、研究活動についてお話しさせていただいたばかりだった。偶然の賜物《たまもの》ではあるが、そのときの話を心に留めていただき、文部科学大臣としてパブリックなコメントをしていただいたことを、非常に感謝している。

僕たちは、無意識のうちにも毎日ブルーライトの影響を受けて生活している。中高生のネット依存に関しても、ネットで発信される情報の内容そのものに問題があるというだけでなく、夜中まで長時間パソコンやスマホの画面を見つめていること、すなわちブルーライトにさらされていることにも、大きな問題がある。

目の水晶体は若いときほどブルーライトを透過しやすく、その影響を受けやすい。また、本書の中でお話ししたように、光の強さは光源と目の距離の二乗に反比例するため、目から近い距離でスマホやパソコンの画面を見続けると、心身への影響もさらに大きくなると考えられる。

実際、ネット依存性の高い中高生の約六割が「十分な睡眠がとれていない」と回答。さらに、「病的な使用」と判定された中高生の約二四%が「午前中は調子が悪い」と答え、約六八％が気分の落ち込みを訴えている。これはまさに、サーカディアンリズムの乱れと考えられるし、高じるとうつ状態などの精神障害を招くことも十分考えられる。

文部科学省では今後さらにパソコンを教育に取り入れる方向性で動いているが、パソコンとの付き合い、光との付き合いを考える上では、ブルーライトの影響を必ず考慮に入れるべきだろう。

未来を担う子供たちのためにも、今後はさらに、科学的根拠に基づく情報をできるだけ多く発信していきたいと思っている。

本書の紙面でお見せできないのが残念だが、二〇一二年一二月に一般公開された、米航空宇宙局（NASA）の「スオミNPP衛星」から撮影した「夜の地球」の写真は、実に美しい（「Night Time Earth, World At Night in HD」〔http://www.youtube.com/watch?v=1rUNJpbRA7U〕）。

海上の一隻の船の明かりまで認識できる特殊技術によって撮影された高解像度の画像で見てみると、「夜の地球」はまるで闇の中に浮かぶ宝石箱のようだ。無数の光の粒が銀河のように広がり、まぶしいほどキラキラと輝いている。「怖いくらい美しい」というのは、まさにこういうことを言うのだろう。

そのまぶしい光はすべて、僕たち人間が放っている人工の光だ。一粒一粒の光が、現代社会や現代人の暮らしの象徴でもある。その輝きをいとおしく思う一方で、たとえこの光の量を半分にしても、人の暮らしはまだ十分に明るいのではないかとも思う。そのバランスをどうとっていくかを考えることが、人類と光、人類とブルーライトの未来を左右するのではないだろうか。

本書がブルーライトについての認識や知識を深め、より健康な人生、より健康な社会を作るための一助となるよう、心から願っている。

坪田一男（つぼた　かずお）

一九五五年東京生まれ。慶應義塾大学医学部眼科教授。日本抗加齢医学会理事長。八〇年慶應義塾大学医学部卒業後、日米の医師免許を取得。八五年米国ハーバード大学留学、八七年角膜クリニカルフェロー修了。高齢化社会の視力の問題にも視野を広げ、日本におけるアンチエイジング医学の研究と導入に本格的に取り組む。

ブルーライト　体内《たいない》時計《どけい》への脅威《きょうい》

集英社新書〇七一六I

二〇一三年一一月二〇日　第一刷発行

著者……坪田《つぼた》一男《かずお》
発行者……加藤　潤
発行所……株式会社集英社
東京都千代田区一ツ橋二-五-一〇　郵便番号一〇一-八〇五〇
電話　〇三-三二三〇-六三九一（編集部）
〇三-三二三〇-六三九三（販売部）
〇三-三二三〇-六〇八〇（読者係）

装幀……原　研哉　　組版……株式会社RUHIA
印刷所……大日本印刷株式会社　凸版印刷株式会社
製本所……ナショナル製本協同組合

定価はカバーに表示してあります。

ISBN 978-4-08-720716-3 C0247

Printed in Japan

a pilot of wisdom

a pilot of wisdom

新・ムラ論TOKYO　隈研吾　清野由美
原発の闇を暴く　広瀬隆　明石昇二郎
伊藤Pのモヤモヤ仕事術　伊藤隆行
電力と国家　佐高信
愛国と憂国と売国　鈴木邦男
事実婚　新しい愛の形　渡辺淳一
福島第一原発―真相と展望　アーニー・ガンダーセン
没落する文明　萱野稔人　神里達博
人が死なない防災　片田敏孝
イギリスの不思議と謎　金谷展雄
妻と別れたい男たち　三浦展
「最悪」の核施設　六ヶ所再処理工場　小出裕章　渡辺満久　明石昇二郎
ナビゲーション「位置情報」が世界を変える　山本昇
視線がこわい　上野玲
「独裁」入門　香山リカ
吉永小百合、オックスフォード大学で原爆詩を読む　早川敦子
原発ゼロ社会へ！　新エネルギー論　広瀬隆

エリート×アウトロー　世直し対談　堀田力　玄秀盛
自転車が街を変える　秋山岳志
原発、いのち、日本人　浅田次郎　藤原新也 ほか
「知」の挑戦　本と新聞の大学Ⅰ　一色清　姜尚中 ほか
「知」の挑戦　本と新聞の大学Ⅱ　一色清　姜尚中 ほか
東海・東南海・南海　巨大連動地震　高嶋哲夫
千曲川ワインバレー　新しい農業への視点　玉村豊男
教養の力　東大駒場で学ぶこと　斎藤兆史
消されゆくチベット　渡辺一枝
爆笑問題と考える　いじめという怪物　太田光　NHK「探検バクモン」取材班
部長、その恋愛はセクハラです！　牟田和恵
モバイルハウス　三万円で家をつくる　坂口恭平
東海村・村長の「脱原発」論　村上達也　神保哲生
「助けて」と言える国へ　奥田知志　茂木健一郎
わるいやつら　宇都宮健児
ルポ「中国製品」の闇　鈴木譲仁
スポーツの品格　桑田真澄　佐山和夫

集英社新書　好評既刊

科学―G

帝国ホテル・ライト館の謎	山口由美
臨機応答・変問自在	森　博嗣
農から環境を考える	原　剛
匂いのエロティシズム	鈴木　隆
生き物をめぐる4つの「なぜ」	長谷川眞理子
物理学と神	池内　了
全地球凍結	川上紳一
カラス　なぜ遊ぶ	杉田昭栄
ゲノムが語る生命	中村桂子
いのちを守るドングリの森	宮脇　昭
安全と安心の科学	村上陽一郎
松井教授の東大駒場講義録	松井孝典
論争する宇宙	吉井　讓
郵便と糸電話でわかるインターネットのしくみ	岡嶋裕史
深層水「湧昇《ゆうしょう》」、海を耕す！	長沼　毅
時間はどこで生まれるのか	橋元淳一郎
スーパーコンピューターを20万円で創る	伊藤智義
脳と性と能力	カトリーヌ・ヴィダル　ドロテ・ブノワ＝ブロウエズ
非線形科学	蔵本由紀
欲望する脳	茂木健一郎
大人の時間はなぜ短いのか	一川　誠
雌と雄のある世界	三井恵津子
ニッポンの恐竜	笹沢教一
化粧する脳	茂木健一郎
美人は得をするか　「顔」学入門	山口真美
電線一本で世界を救う	山下　博
量子論で宇宙がわかる	マーカス・チャウン
我関わる、ゆえに我あり	松井孝典
挑戦する脳	茂木健一郎
錯覚学―知覚の謎を解く	一川　誠
宇宙は無数にあるのか	佐藤勝彦
ニュートリノでわかる宇宙・素粒子の謎	鈴木厚人
顔を考える　生命形態学からアートまで	大塚信一

a pilot of wisdom

医療・健康――I

鍼灸《しんきゅう》の世界　呉　澤森
残り火のいのち 在宅介護11年の記録　藤原瑠美
赤ちゃんと脳科学　小西行郎
病院なんか嫌いだ　鎌田　實
うつと自殺　筒井末春
人体常在菌のはなし　青木　皐
希望のがん治療　斉藤道雄
医師がすすめるウオーキング　泉　嗣彦
病院で死なないという選択　中山あゆみ
働きながら「がん」を治そう　馳澤憲二
インフルエンザ危機《クライシス》　河岡義裕
よくわかる、こどもの医学　金子光延
心もからだも「冷え」が万病のもと　川嶋　朗
知っておきたい認知症の基本　川畑信也
子どもの脳を守る　山崎麻美
「不育症」をあきらめない　牧野恒久

貧乏人は医者にかかるな！ 医師不足が招く医療崩壊　永田　宏
見習いドクター、患者に学ぶ　林　大地
禁煙バトルロワイヤル　太田　光　奥仲哲弥
専門医が語る 毛髪科学最前線　板見　智
誰でもなる！ 脳卒中のすべて　植田敏浩
新型インフルエンザ 本当の姿　河岡義裕
医師がすすめる男のダイエット　井上修二
肺が危ない！　生島壮一郎
ウツになりたいという病　植木理恵
腰痛はアタマで治す　伊藤和磨
介護不安は解消できる　金田由美子
話を聞かない医師 思いが言えない患者　磯部光章
発達障害の子どもを理解する　小西行郎
先端技術が応える！ 中高年の目の悩み　横井則彦
災害と子どものこころ　清水將之　柳田邦男　井出　浩　田中　究
老化は治せる　後藤　眞
名医が伝える漢方の知恵　丁　宗鐵